1001 Remedios
de medicina china

Lihua Wang, L.Ac.

1001 Remedios de medicina china

Traducido por Francesc Navarro Fàbrega

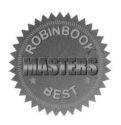

Si usted desea que le mantengamos informado de nuestras publicaciones, sólo tiene que remitirnos su nombre y dirección, indicando qué temas le interesan, y gustosamente complaceremos su petición.

Ediciones Robinbook
información bibliográfica
Industria, 11 (Pol. Ind. Buvisa)
08329 Teià (Barcelona)
e-mail: info@robinbook.com
www.robinbook.com

Título original: *Chinese home remedies*
©Lihua Wang, L.Ac.
Original English language edition published by Career Press, 3 Tice Rd., Franklin Lakes, NJ 07417 USA
©Ediciones Robinbook, s. l., Barcelona

Diseño cubierta: Regina Richling
Fotografía de cubierta: iStockphoto
Producción y compaginación: MC producció editorial
ISBN: 978-84-9917-257-6
Depósito legal: B-21.682-2013
Impreso por Lito Stamp, Calle Perú, 144 • 08020 Barcelona

Impreso en España – Printed in Spain

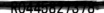

Dedicado a la memoria de Holly Tshinli Yap Bliatout

Agradecimientos

Me gustaría agradecer a Martin Stadius, gran amigo y escritor, su ayuda editorial indispensable en el manuscrito de esta obra.

Muchas gracias a Jean Dugan, Sandra Profeta, Carin McCameron y Odell Hoffmann por leer los manuscritos y ofrecer importantes sugerencias.

Gracias a los editores de New Page Books y a mi agente Joanne Wang por su apoyo a lo largo de todo el proceso de escritura de este libro.

Mis mentores y colegas en China tuvieron un profundo impacto en mi desarrollo en el campo de la medicina. Aunque es imposible nombrarlos a todos, me gustaría dar las gracias especialmente a los profesores Wang Mian Zhi y Liu Du Zhou del Beijing College of Traditional Medicine por haberme alimentado con el arte de curar.

Mis antiguos alumnos del Oregon College of Oriental Medicine me han ayudado en incontables ocasiones. A ellos también les estoy profundamente agradecida.

Finalmente, este libro no hubiera sido posible sin el generoso espíritu y los ejemplos inspiradores de mis pacientes a lo largo de todos estos años. En este libro he intentado verter el conocimiento y las habilidades que he adquirido mientras los trataba y escuchaba. Ellos son los verdaderos padres de este libro, y es a ellos a quienes quiero expresar mi más profundo agradecimiento por haberme dado la oportunidad de acompañarles en su viaje curativo.

Advertencia

Este libro ha sido escrito con el fin de ser únicamente una referencia, no un manual médico. Muchos de los remedios caseros que contiene están basados en prolongadas experiencias prácticas. Sin embargo, la ciencia médica cambia constantemente y, por tanto, el lector siempre deberá consultar a un médico antes de probar cualquiera de los remedios caseros que se presentan en este libro. Además, la constitución de cada individuo es diferente y compleja, de manera que algunos remedios pueden ser efectivos para unas personas mientras no lo son para otras. Utiliza un remedio durante cuatro o cinco días (salvo que se indique otra duración).

Muchos de los remedios que contiene este libro no están destinados a las mujeres embarazadas a menos que se indique lo contrario. Las hierbas chinas mencionadas son sólo una referencia. Antes de tomar cualquier remedio relacionado con las hierbas chinas, debe consultarse primero con un herbolario profesional especializado en este tipo de plantas. Las hierbas patentadas mencionadas en este libro no son necesariamente las mejores opciones; se hace referencia a ellas porque son fácilmente disponibles en muchos países.

Este libro menciona una variedad de sustancias tales como hierbas, ungüentos de hierbas y plantas que pueden aplicarse sobre la piel. Éstas pueden causar una reacción alérgica, por tanto, cuando utilices estos tratamientos, haz primero una prueba. Aplícate una pequeña cantidad de esa sustancia sobre tu piel y espera 24 horas, si tienes una reacción alérgica no continúes con ella. No utilices remedios de hierbas con alcohol si tu salud no es apta para tomar bebidas alcohólicas (si tienes fiebre, hemorragias, cáncer, hepatitis, afección respiratoria, u otras).

Nota

Los remedios caseros que contiene este libro están basados en prolongadas experiencias prácticas. La autora ha hecho todos los esfuerzos posibles para que toda la información presentada sea correcta. Sin embargo, debido a los continuos cambios y avances en la ciencia médica, la autora y el editor no se hacen responsables de cualquier error u omisión que puedan encontrarse en este texto. Asimismo, tampoco se hacen responsables de cualquier acción que el lector pueda llevar a cabo como resultado de la confianza depositada en la información que contiene este libro.

Prefacio

Cuando era niña y crecía en Beijing, mi abuela vivía con nosotros. Ella tenía remedios sencillos y caseros para todas las dolencias que surgían en casa. A menudo me sorprendía al ver cuán efectivos eran todos aquellos remedios. La cocina era su farmacia. Ingredientes como la pimienta, el vinagre, el aceite de sésamo, el jengibre e incluso las peras eran sus medicamentos.

Todavía recuerdo cuando en mi adolescencia me horroricé al encontrarme con acné en las mejillas. Mi abuela me dijo que me pusiera saliva. La idea me parecía extraña, pero seguí su consejo. Para mi sorpresa, los granos desaparecieron. Le pregunté a mi abuela cómo funcionaba y ella me respondió: «No lo sé. Simplemente funciona». De hecho, no tenía ninguna explicación para la mayoría de sus remedios.

Al cabo de unos años fui al Instituto de Medicina Tradicional China y estudié tanto la medicina occidental como la china. Allí descubrí que algunos de los métodos de mi abuela podían tener una base científica.

Por ejemplo, la causa del acné es el aceite obstruido en los poros de la piel. Las glándulas salivales secretan una enzima llamada lipasa, la cual digiere las moléculas de aceite y la grasa. Así pues, la saliva digiere el acné. En aquel momento se me ocurrió que la levadura sería más potente debido a sus enzimas más digestivas y, siempre que tenía acné durante aquellos años de estrés, la utilizaba como tratamiento.

En su infancia, mi hermano tenía muchas hemorragias nasales. Cuando la hemorragia empezaba, mi abuela unía sus dos dedos corazón y, enganchándolos entre sí, tiraba de ellos hacia fuera (separándolos). La hemorragia paraba casi de forma inmediata. Más tarde pensé que el mecanismo de aquel tratamiento era la tensión del cuerpo causada por el estiramiento de los dedos, cuyos efectos podían modificar la dinámica de la sangre.

En mi tercer año de estudios, al darme cuenta de que aquellos remedios serían de beneficio en mi futura carrera médica, empecé a reunirlos todos.

En 1979 practicaba la medicina china y occidental en la Academia de Medicina Tradicional China de Beijing y fui enviada a una aldea remota, cerca del río Amarillo, para ejercer como médico rural. Esta área era y sigue siendo una de las más pobres de China. Sus tierras áridas ofrecen muy pocas cosechas. Los campesinos trabajaban duro pero aun así no conseguían reunir lo suficiente como para poner comida en la mesa y, por supuesto, no podían pagarse los cuidados médicos. Cuando tenían una enfermedad, dependían de los remedios populares y del chamán de la aldea.

Una vez vi a un aldeano que tenía en su antebrazo unos síntomas similares a los de un eccema. Su madre dijo que la causa era una toxina de humedad y que necesitaba un tratamiento con fuego. Cortó con sumo cuidado una tira de tela de algodón y, haciendo con ella una gasa diminuta y traslúcida, la puso sobre la zona afectada y la prendió con una cerilla. La capa de algodón ardió y se extinguió muy rápidamente. El hombre sólo sintió una pequeña punzada de calor. Al día siguiente el problema del eccema había desaparecido. Sin embargo, yo había desaconsejado la utilización de ese método como remedio casero, debido al peligro inherente del fuego.

Me percaté de que los aldeanos, generación tras generación, trataban sus enfermedades con los materiales que tenían a mano. Sus experiencias eran muy valiosas, pero me di cuenta de que no estaban escritas en ningún lugar. Mientras tanto, con unos recursos médicos limitados, hice lo que pude para curar a la gente y empecé a poner por escrito todos los remedios populares que encontraba Con una bolsa a la espalda, para recoger hierbas, viajé por las aldeas de las montañas parando en todas partes para hablar con los lugareños sobre sus remedios tradicionales.

Cuando regresé a mi hospital en Beijing, aplicaba aquellos remedios a mis pacientes siempre que podía.

En 1988 llegué a Estados Unidos para tratar a pacientes y enseñar en el Oregon College of Oriental Medicine. En 1992 empecé mi propia práctica privada. He utilizado estos remedios y todavía continúo refinándolos. He visto una amplia variedad de dolencias en mis pacientes. Algunos de ellos habían intentado e incluso acabado todos los tratamientos posibles. Con frecuencia, después de seguir mis consejos para vivir más saludablemente y de haber probado mis sencillos remedios caseros, los problemas crónicos que habían arrastrado durante años se resolvían.

La decisión de escribir este libro está íntimamente unida a mi propia experiencia.

El año pasado sufrí una herida leve en mi mano derecha. Al día siguiente me desperté con la mano amoratada y con los dedos hinchados como salchichas. Sentía un ardor y un dolor extremos. Me diagnosticaron el síndrome de distrofia simpática refleja (síndrome de dolor regional complejo), una extraña enfermedad con pocos tratamientos disponibles. Los que la sufren normalmente experimentan un terrible dolor a diario y algunos de ellos quedan inválidos de manera permanente. Investigué el problema y me vine abajo. Unos días después, mis huesos empezaron a alargarse. En ese momento pensé que mi vida, tal y como la conocía, se había acabado. Sin embargo, aunque tenía muchos pensamientos oscuros, empecé a tratarme a mi misma, combatiendo la enfermedad con todo el poder que, a lo largo de los años, había adquirido de los remedios caseros. Fueron los simples remedios populares los que demostraron su efectividad contra aquella devastadora enfermedad. Muy pronto, para gran sorpresa de todos, el dolor disminuyó y empecé a recobrar las funciones de la mano. Finalmente, me recuperé de la enfermedad sin haber tomado un solo analgésico ni haberme quedado inválida.

Aquella fue la primera vez, durante todos los años en que había practicado la medicina, que experimenté en carne propia como una enfermedad debilitante podía causar estragos en la vida familiar y personal del enfermo. Pensé que incontables personas, junto con sus familias, podían beneficiarse de mi conocimiento. Era mi deber, como ser humano, propagar mis conocimientos sobre los remedios caseros chinos, y este libro es el resultado de mis esfuerzos.

He escrito este libro con la esperanza de que mis experiencias, como paciente y como terapeuta, puedan ayudar e inspirar a los que sufren de diferentes enfermedades. Cuando encaramos una enfermedad, no sólo necesitamos coraje y fe, sino también creer en los milagros.

Introducción a la medicina tradicional china

Los principios básicos

La medicina tradicional china (MTC) tiene sus raíces en la antigua filosofía del taoísmo. Los taoístas, cuya antigüedad data de unos tres mil años, creen que el universo es una red infinita de patrones existenciales complejos que cambian constantemente. Estos patrones se manifiestan por medio de la interacción de dos fuerzas primarias opuestas pero complementarias a la vez: el yin y el yang.

Los seres humanos percibimos estas dos fuerzas como una variedad de cualidades y condiciones contrarias: noche y día, frío y calor, exceso y deficiencia, exterior e interior, actividad y descanso, etc. La interacción entre estas cualidades opuestas teje los grandes modelos existenciales del universo. Todo en la naturaleza manifiesta combinaciones variadas entre el yin y el yang, no hay nada que sea únicamente un principio o el otro: el yin no tiene sentido sin el yang y viceversa. El cuerpo humano, al igual que la naturaleza, debe mantener un buen equilibrio entre ambos para gozar de una buena salud. Si el equilibrio se perturba, surgen las enfermedades o las disfunciones.

La visión de la medicina occidental enfatiza las *estructuras* físicas del cuerpo humano. La anatomía y la fisiología estudian estas estructuras desde los huesos más grandes hasta los músculos, la piel, las células e incluso las moléculas. Este mapa estructural forma las bases de la medicina moderna.

En contraposición, la visión de la medicina tradicional china enfatiza el *proceso* en lugar de la estructura. El cuerpo humano se ve como un sistema energético en el cual interactúan varias sustancias (como el qi, la sangre; el jing, los fluidos corporales; y el shen, mente-espíritu). Esta interacción crea la totalidad del organismo físico. Entre estas sustancias, el qi es la más importante. El qi es una esencia vital que es en parte materia y en parte energía. Fluye dentro de un sistema cerrado de canales, también llamados meridianos, a través de todo el cuerpo. Esta red de meridianos permite que el qi llegue a todos los tejidos y los órganos y los provea de nutrientes, calor y energía. Si este fluido energético se debilita o se bloquea de alguna forma, habrá un desequilibrio que se manifestará como una enfermedad.

La medicina occidental confía en las tecnologías modernas –desde el estetoscopio a la resonancia magnética– para supervisar la condición física, química y patológica del paciente y poder hacer así un diagnóstico. Por supuesto, durante sus miles de años de desarrollo, la MTC aprendió a utilizar técnicas bastante diferentes. Éstas son la *observación*, la *auscultación*, la *olfacción*, la *palpación* y la *interrogación*. Mediante estas técnicas, el terapeuta analiza toda la información reunida y llega al diagnóstico. En lugar de poner un nombre a una enfermedad específica, tal como se hace en la medicina occidental, el terapeuta de MTC diagnostica qué tipo de desequilibrio sufre el paciente –puede ser una deficiencia de yin o un exceso de yang– y, a continuación, confecciona un plan de tratamiento personalizado con relación a los desequilibrios que ha encontrado.

Aunque los meridianos se encuentran a cierta profundidad en el interior del cuerpo, hay puntos en ellos que son accesibles desde la superficie de la piel. El terapeuta de MTC, a través de estos puntos accesibles, puede manipular el fluido del qi mediante la presión, el calor o las agujas. Estas manipulaciones pueden llevar esencia curadora a los órganos que la necesitan. En general, la meta de cualquier terapia de MTC es regular el qi y las otras sustancias para garantizar una fluidez óptima de todas ellas y mantener el equilibrio entre el yin y el yang en el cuerpo humano. La MTC trabaja de una forma totalmente distinta a la de la medicina occidental porque no trata la enfermedad directamente. Más bien, trata a la totalidad de la persona mediante una armonización interna de la misma.

Cómo utilizar la MTC para cuidar nuestra salud

Tanto la medicina tradicional china como la medicina occidental tienen ventajas y desventajas. A menudo se complementan y se alternan en sus papeles de liderazgo. Una es la medicina complementaria de la otra, dependiendo de la condición clínica del paciente. Por tanto, la integración de los dos sistemas médicos es la clave para nuestra salud.

Si tienes algunos síntomas que te preocupan, acude primero a tu médico. Dependiendo del diagnóstico, puedes escoger el tratamiento que más te interese. Puede ser sólo el acercamiento occidental, sólo el acercamiento de la MTC o bien una combinación de ambos. Después de visitar a tu médico, sabrás si tú mismo puedes tratarte en casa.

Otro tipo de integración implica todos los aspectos de la MTC –las hierbas chinas, la acupuntura, la moxibustión, las raspaduras, los vasos al vacío, el masaje chino, la reflexología, el tai chi y el qi gong. Cada una de estas terapias tiene sus propias ventajas. Se complementan entre sí. Si combinas distintas terapias en tu vida diaria, a largo plazo obtendrás excelentes resultados para muchas enfermedades crónicas.

Finalmente, ten una mente abierta. Mantener una actitud positiva es esencial para obtener el máximo provecho de la medicina tradicional china. No trates de interpretar cada detalle de la MTC con el lenguaje que utiliza la medicina occidental. Son sistemas totalmente diferentes.

PRIMERA PARTE

Enfoques de autocuración en la medicina tradicional china

La medicina tradicional china utiliza muchos tipos de métodos terapéuticos. Aquí tenemos una breve descripción de las terapias más convenientes para la autoaplicación.

Hierbas chinas

La práctica china de utilizar hierbas para curar las dolencias se cree que se remonta a unos 4.000 años atrás. Una leyenda china muy antigua cuenta que, en un pasado muy remoto, un hombre llamado Shen Nong, o Dios de la Labranza, probó cientos de tipos de hierbas para determinar sus valores terapéuticos.

Durante un gran período de tiempo, los chinos acumularon enormes experiencias y desarrollaron un sistema farmacéutico único que ha demostrado ser la mejor terapia natural para tratar todo tipo de enfermedades.

Las hierbas chinas no sólo incluyen plantas, sino también minerales y partes de animales. Las cualidades de estas sustancias se dividen en cinco categorías: frío, frescor, calor, calor moderado y neutralidad. También tienen cinco cualidades relacionadas con el sabor: agrio o astringente, dulce, amargo, salado y picante o acre. Estos sabores son propiedades energéticas que describen los efectos terapéuticos de las hierbas.

Cada planta puede utilizarse por separado, pero también puede utilizarse en combinación con otras plantas. Estas mezclas se denominan fórmulas.

¿Qué tipo de hierbas chinas podemos utilizar?

- **Hierbas crudas.** En China, la forma tradicional de tomarlas consiste en beber tés preparados con las hierbas crudas recomendadas, cuya prescripción se ha hecho en función de los patrones de desequilibrio del paciente. Las hierbas se presentan normalmente en bolsas que contienen raíces secas, hojas, semillas y plantas crudas. En casa, el paciente cocina la mezcla según las instrucciones del terapeuta y, a continuación, filtra el líquido resultante para beberlo como una infusión o un té.
- **Tintura de hierbas.** En algunas ocasiones, una hierba o una combinación de hierbas se ponen a macerar en agua o en alcohol y se cubren durante un tiempo para extraer los componentes efectivos. Este tipo de preparados se llaman *tinturas*.
- **Hierbas patentadas.** Muchas de las formas clásicas que se han desarrollado a través de los siglos se consideran tan efectivas que ya se fabrican y están disponibles bajo formas patentadas como comprimidos, caramelos de miel con hierbas, ungüentos, parches y aerosoles.
- **Extractos de hierbas.** Los productos de extractos de hierbas se han empezado a utilizar mucho en los últimos diez años. A través de una serie de pasos en el proceso, las hierbas se trasforman en pequeños gránulos que pueden medirse y utilizarse fácilmente.

¿Qué más necesitamos saber sobre las hierbas?

Las hierbas no son siempre inofensivas. En general, las hierbas son un tipo de suplemento dietético. El hecho de tomar un poco más o un poco menos no afectará mucho al cuerpo, pero, en algunos casos, una sobredosis de cualquier hierba puede tener un efecto negativo. El paciente debe seguir estrictamente las instrucciones indicadas por el terapeuta. En países como Estados Unidos, por ejemplo, existen regulaciones que catalogan la mayoría de las hierbas chinas como suplementos dietéticos, no como medicamentos.

Algunas hierbas están contraindicadas durante el embarazo. Lee las descripciones muy cuidadosamente. Si tienes un problema serio del corazón, de diabetes o de cáncer, consulta con profesionales.

Terapia alimenticia

Yi shi tong yuan es un antiguo proverbio chino que significa «La medicina y la dieta tienen su origen en la práctica y la experiencia de la vida cotidiana». El concepto de la dieta adecuada como método terapéutico tiene una larga tradición. En el clásico de medicina del Emperador Amarillo, el texto básico de la MTC escrito hace unos 3.000 años, se mencionan muchas prescripciones de dietas medicinales. Desde entonces, la MTC ha ido acumulando un vasto tesoro de conocimientos sobre los valores terapéuticos de una gran variedad de alimentos, los cuales incluyen muchos tipos de cereales, frutas, frutos secos, verduras, animales y mariscos. Los alimentos terapéuticos también pueden tomarse en combinación con hierbas y condimentos saludables. Este método se denomina *dieta medicinal*. Según su forma y proceso, la dieta medicinal puede dividirse en cinco tipos:

- **Zumo fresco.** Zumo extraído únicamente de hierbas chinas comestibles.
- **Té de hierbas.** La mezcla ordinaria de polvo de hierbas con hojas de té que se toma frecuentemente como un té disuelto en agua hervida.
- **Tintura medicinal.** Una dosis líquida hecha de la combinación de vino con algún tipo de planta. Puede prepararse tanto en infusión como en decocción.
- **Sopa medicinal.** Caldo preparado mediante la combinación de productos específicos de verduras, frutas, carnes, arroz y agua.
- **Platos cocidos.** Un amplio grupo de recetas de dietas medicinales que incluyen una gran variedad de carnes curativas y platos de verduras.

De acuerdo con la medicina china, la naturaleza de todos los alimentos puede clasificarse en tres categorías distintas:

- **Calientes o templados.** Jengibre, nueces, dátiles, cordero e hinojo, por ejemplo. Estos alimentos tienen la función de calentar el cuerpo internamente, dispersar el frío y restaurar el yang. Por tanto, se utilizan para tratar enfermedades de síndrome de yin y/o frío.
- **Fríos o frescos.** Soja verde, lotos, melón y sandía, castañas de agua, melón amargo *(Momordica charantia)* y crisantemo, por ejemplo. Este tipo de alimentos tiene la función de eliminar el calor y las toxinas, por lo que se utilizan para tratar enfermedades con síndrome de calor.
- **Neutros.** Cerdo y buey, por ejemplo. Estos alimentos son moderados, ni demasiado calientes ni demasiado fríos, y se combinan con otros tipos de comida.

Aparte de la naturaleza de los alimentos, también hay cinco tipos de sabores o gustos: agrio, amargo, dulce, picante y salado. Tienen un significado especial con relación al efecto terapéutico que desempeñan. Una terapia correcta de alimentos debe basarse en la naturaleza y el sabor de todos los ingredientes, cuyas cualidades pueden equilibrar los trastornos de las enfermedades.

¿Qué más necesitamos saber sobre la terapia de los alimentos?

La medicina china enfatiza el hecho de mantener una dieta apropiada (lo que debemos comer y lo que no debemos comer). Existe un tipo de comida llamada *comida sobrestimulante*, la cual exacerba los síntomas que ya se tienen o crea nuevos síntomas cuando se ingiere durante una afección determinada. Hay diferentes alimentos sobrestimulantes para diferentes enfermedades. Qué tipo de comida es sobrestimulante también depende de nuestra constitución, los factores genéticos, la estación del año e incluso las emociones. Para una persona con calor interior, el cordero es una comida sobrestimulante, pero para una persona con frío interior es la comida perfecta. Una persona con asma puede comer cualquier alimento, pero si tiene un ataque de asma, la leche, el pescado, las gambas y los huevos pueden ser sobrestimulantes y desencadenar un problema peor.

Otra categoría de alimentos agrupa la denominada comida incompatible. Ésta reduce los efectos terapéuticos o provoca algunos efectos secundarios cuando se combina con algún otro tipo de hierbas o alimentos. Por ejemplo, el rábano y el ginseng no pueden comerse al mismo tiempo.

Masaje chino (tui na)

Como otros elementos de la MTC, el masaje chino o tui na tiene una larga historia y data de tiempos muy antiguos. Ésta es una terapia sencilla que no utiliza ni medicinas ni utensilios médicos, simplemente se basa en técnicas para estimular el cuerpo, regular las funciones corporales y eliminar los factores nocivos. El masaje chino puede regular y equilibrar el yin y el yang del cuerpo humano y mejorar las funciones de los meridianos y la circulación del qi y de la sangre.

Durante miles de años, el masaje chino ha evolucionado hasta llegar a ser un método de cuidado de la salud eficaz y sistemático que trata una amplia variedad de desórdenes, incluso aquellos que entran en los ámbitos de la medicina interna, la cirugía, la ginecología, la pediatría y las urgencias. En general, resulta más beneficioso para los problemas crónicos.

Con el tiempo, el masaje chino se ha ido desarrollando en diferentes escuelas y ramas académicas. Entre ellas, la acupresión es una de las variaciones más utilizadas debido a su efectividad y comodidad. La naturaleza única de la acupresión la hace accesible y asequible a todos. Es por eso que está ampliamente aceptada por personas de todo el mundo. La versión japonesa de la acupresión se conoce como shiatsu.

Técnicas de acupresión más comunes

Aunque los terapeutas de MTC utilizan diferentes técnicas de acupresión, aquí te ofrezco una breve explicación de algunas de las técnicas que puedes hacer en casa. Cuando practicas un automasaje, no es necesario que te preocupes de si la técnica que utilizas es o no es exactamente la misma que se describe en este libro. Tan sólo recurre a la técnica que más te convenga.

- **Presionar.** Con la punta de los dedos, el talón de la palma de la mano o los extremos de las articulaciones de los dedos, presiona continuamente la zona afectada. Varía la presión de suave a intensa y de superficial a profunda.
- **Amasar.** Con la punta de los dedos, el talón de la palma de la mano o la almohadilla del pulgar del borde de la mano, amasa despacio y suavemente, adelante y atrás o de forma circular, la región escogida. La mano debe descansar encima de la área escogida sin que frote o se deslice por la superficie. Sin embargo, debemos hacer que los músculos de la zona se muevan.
- **Frotar.** Con la palma de la mano o el borde interior de la misma, frota suavemente la zona escogida de forma circular.
- **Empujar.** Con el pulgar, la palma de la mano o el borde interno de la misma, frota en línea recta la parte escogida, despacio y siempre en la misma dirección.
- **Friccionar.** Con la palma de la mano o su lateral, fricciona la zona escogida hacia adelante y atrás en línea recta. Esta técnica es similar a la anterior, pero en ambas direcciones y con menos presión.
- **Agarrar.** Con los cinco dedos de la mano, agarra y suelta la piel de la zona escogida.
- **Dar palmadas.** Con la mano abierta, da palmadas y golpea la superficie del cuerpo.
- **Frotar y circular.** Pon las palmas de las dos manos a ambos lados de la zona escogida. Al mismo tiempo que frotas y amasas el área escogida hacia arriba y hacia abajo con cierta rapidez, mueve las palmas de las manos lentamente en la misma dirección. Sin deslizar las palmas por la superficie de la piel, haz que los músculos se muevan. La mayoría de las

veces se utiliza para las zonas de la caja torácica, la espalda superior y las extremidades.

- **Rozar.** Como si borraras con una goma, utiliza las puntas de los dedos para frotar suave y rítmicamente la piel del área escogida. Hazlo hacia adelante y hacia atrás. La mayoría de las veces este masaje se aplica a la cabeza.

Puntos de masaje más comunes

El cuerpo humano tiene 14 canales y más de 300 puntos, cada uno de los cuales es sensible y relevante para algunas enfermedades en particular. A cada canal y punto se le asigna un símbolo científico. Localizar estos puntos es esencial para obtener los mejores resultados del masaje chino. La medición a través del tamaño de los huesos o de los dedos la utilizan principalmente los terapeutas profesionales. En casa, puedes utilizar la medida de acuerdo a las partes de tu cuerpo y a las medidas de tus dedos. En el autotratamiento, no es tan importante localizar bien estos puntos.

¿Qué más debes saber sobre el masaje chino?

- Aplica aceite de masaje o polvos de talco para lubricar y proteger la piel. Córtate las uñas.
- La aplicación de todo método casero debe ser suave. Si te sientes incómodo, la aplicación debe ser ligera y suave. Si todavía no te sientes a gusto, para.
- No masajees después de haber hecho ejercicios vigorosos. Tampoco con el estómago totalmente vacío o totalmente lleno. No lo apliques si estás muy débil o justo después de haberte recuperado de una enfermedad seria.
- El masaje no trata las enfermedades graves del corazón, los desequilibrios mentales, el cáncer o las enfermedades infecciosas agudas.
- No debes masajear heridas abiertas o cualquier otro problema de la piel como la dermatitis, las quemaduras o los cardenales.
- No masajees una herida reciente que muestre hinchazón o que esté caliente al tocarla.
- El masaje no puede aplicarse en el abdomen o en la zona inferior de la espalda de la mujer cuando ésta tiene la menstruación o está embarazada.

Qi gong (ejercicio mental)

Regular el qi es vital para la salud. Aunque el qi puede ser manipulado por un terapeuta o con hierbas, también tú mismo puedes utilizarlo para mejorar la salud. El qi gong es un arte físico y meditativo destinado a cultivar el qi. A través de una combinación de movimientos y respiraciones, uno puede focalizar el qi y facilitar su fluido a través de los meridianos. Explicándolo de una forma sencilla, el qi gong es un ejercicio mental y de control de la respiración que regula la totalidad del sistema cuerpo-energía-mente.

La práctica del qi gong

Empieza la sesión práctica de qi gong con algunos ejercicios de calentamiento. Frota las palmas de las manos entre sí, masajea tu cabeza y tu cara, mueve y estira el cuello, los hombros, etc. Lo más importante: calma tu mente, deja tu espíritu en paz y consigue una concentración relajada, pero a la vez atenta, a lo largo del ejercicio.

Los ejercicios siguientes dependen del tipo de disciplina de qi gong que utilicemos. En general, adoptamos una postura y utilizamos diferentes técnicas de respiración para conducir el qi en nuestro cuerpo. La totalidad del proceso de aprendizaje y práctica del qi gong se basa en la regulación de los tres elementos claves siguientes:

- **Regulación del cuerpo.** Consiste en la realización de posturas corporales y ejercicios de relajación. Necesitamos reaprender a sentarnos, a estar de pie y a movernos, ya que la efectividad de un ejercicio depende de la correcta realización de la postura y de los movimientos que hacemos. De forma ideal, la postura es natural y fácil, no se fuerza a voluntad ni hay tensión, se sustenta en el poder del qi.
  - ◆ *Tumbados.* Podemos tumbarnos boca arriba o de lado. Esta es la forma más sencilla de relajar la totalidad del cuerpo.
  - ◆ *Sentados.* Si nos sentamos en una silla, asegurémonos de que las plantas de nuestros pies tocan totalmente el suelo. Situemos los pies en paralelo, uno al lado del otro, y separados entre sí por la distancia de los hombros. Los dedos de los pies deben mirar hacia delante. Imagina que tus pies y la tierra debajo de ellos se pertenecen mutuamente. Cuando nos sentamos, el énfasis se pone en la quietud exterior y en el movimiento interior del qi.
  - ◆ *Levantados.* Mantén los pies en paralelo y separados entre sí por la distancia de los hombros. Los dedos de los pies deben mirar al frente. Las

rodillas estarán relajadas y ligeramente flexionadas, y el peso del cuerpo distribuido por igual entre ambos pies. La parte superior del cuerpo se mantendrá recta pero sin llegar a estar tiesa o rígida. El mentón, ligeramente recogido. Los ojos, medio cerrados. El cuello, relajado. Imaginamos que nuestra cabeza está en el cielo y nuestros pies arraigan en la tierra.

- **Regulación de la respiración.** Se refiere a los ejercicios de respiración y conducción del qi. Existen dos métodos básicos:
  - *Respiración natural.* Es el modo ordinario de respirar. Resulta adecuado para los principiantes.
  - *Respiración desde el vientre.* Mientras inhalamos, expandimos el abdomen. Esta técnica de respiración se desarrolla gradualmente con la práctica hasta que ocurre de forma natural.

- **Regulación de la mente.** Consiste en la regulación de actividades mentales a través de la calma y la concentración. Los tres métodos siguientes son los más comunes:
  - *Concentración mental.* Concentración de la mente en ciertas partes del cuerpo, por ejemplo un punto de acupuntura o un objeto fuera del cuerpo.
  - *Recitación silenciosa.* Se recita una palabra o una frase en silencio. Por ejemplo, dos palabras, «relajación» y «paz», una para exhalar y la otra para inhalar. Su propósito es reemplazar el revuelo de pensamientos que desordenan la mente por un pensamiento puro, y alcanzar gradualmente un estado libre de pensamientos divagadores y lleno de alegría, tranquilidad y relajación.
  - *Imaginación o visualización mental.* Se utiliza el ojo de la mente para mirar interiormente una parte del cuerpo o exteriormente un objeto fuera del cuerpo para inducir un estado de tranquilidad mental.

El beneficio que podamos sacar del qi gong dependerá de lo bien que lleguemos a dominar y coordinar estos elementos clave.

Los ejercicios se terminan con unas secuencias de conclusión. Primero, conducimos el qi a la zona situada dos dedos por debajo del ombligo. Despacio, abrimos los ojos, hacemos varias respiraciones profundas, realizamos estiramientos de las piernas y nos tomamos un descanso de dos minutos antes de proseguir con nuestras actividades cotidianas.

¿Qué más debes saber sobre el qi gong?

- Como el masaje chino, el qi gong ha desarrollado una inmensa variedad de estilos y formas diferentes. Algunos de estos estilos son muy simples, otros muy complejos. Algunos de ellos están destinados a mantener la salud y otros enfatizan la autodefensa.
- Si utilizas el qi gong para tratar una enfermedad en particular, y no puedes mantener una postura concreta, haz lo posible para que tu cuerpo esté en una postura tranquila y relajada. Al mismo tiempo, si no puedes hacer bien la respiración ventral, cámbiala por la respiración natural. De todas maneras, si deseas dominar sistemáticamente el qi gong para cuidar de tu salud de forma duradera, necesitarás asistir a clases de qi gong.
- Si la saliva se acumula durante la práctica, trágatela en tres veces, nunca la escupas.
- Si te sientes cansado durante la práctica, concentra la mente por un rato en la zona situada dos dedos por debajo del ombligo o pasa a la respiración natural.
- Practica el qi gong al aire libre, en un entorno natural, o en una sala con aire fresco.
- No practiques justo después de las comidas ni practiques cuando estés cansado.
- Raramente suelen producirse reacciones físicas o mentales debido a la práctica del qi gong. Éstas pueden manifestarse como mareos, sensación de falta de aire o movimientos descontrolados de brazos y piernas. Si esto ocurriera, no debes alarmarte. Masajea las áreas donde sientes incomodidad y toma un buen descanso. Deja de practicar y consulta a un instructor experimentado de qi gong.

Terapia de calor (moxibustión)

En chino, el término que designa la acupuntura está formado por dos palabras: *zhen ju. Zhen* significa «aguja», cuya utilización ya es bien conocida en Occidente; *ju* equivale a «moxibustión», cuyo significado es menos familiar.

La moxibustión es un tipo de terapia de calor. Al encender un bastoncillo de moxa sobre el punto de acupuntura, el calor penetra en los meridianos para regular el qi y la sangre de la misma manera que una aguja. Al igual que la acupuntura, la moxibustión puede tratar casi todas las enfermedades. Puede utilizarse bien como soporte complementario de otras terapias o bien como terapia única.

En Occidente, los terapeutas utilizan sólo la moxibustión indirecta, donde la moxa se aplica indirectamente sobre la piel o sobre algún otro soporte encima de ésta. Este soporte, por ejemplo, puede ser una rodaja de jengibre, una lámina de ajo o sal.

Para hacer las cosas más fáciles, utilizo el término «terapia de calor» en lugar de «moxibustión». Además, sugiero que la moxa sólo se utilice por encima de la piel (a cierta distancia). Hay que ir con cuidado y no permitir que la moxa encendida o sus cenizas toquen la piel o la quemen.

Remedios populares

Los remedios populares consisten en fórmulas herbolarias sencillas (normalmente con una o dos hierbas) o en una técnica que tiene un efecto terapéutico específico para una enfermedad determinada. Los remedios populares, que han circulado entre la gente desde hace siglos y gozan de una gran popularidad, forman parte de la medicina tradicional china.

Puede que los remedios populares sólo funcionen bajo ciertas condiciones. Cada persona tiene una constitución diferente y se enferma en circunstancias diferentes. La enfermedad tiene una naturaleza de yin o de yang ya sea con deficiencia o con exceso. Un síndrome puede ser frío o caliente y externo o interno. Si advertimos que un remedio no nos ayuda después de probarlo durante un tiempo, dejaremos de utilizarlo.

Tai chi quan

Si alguna vez has visitado China o has visto un documental de la vida diaria en sus ciudades, probablemente habrás visto escenas fascinantes matutinas en un parque donde ancianos chinos se mueven al unísono, despacio, como si bailaran. Practican el tai chi quan (o simplemente tai chi o tai ji), un movimiento terapéutico chino. Este método fue primeramente ideado por un monje taoísta del siglo XIII y literalmente significa «arte último y supremo del boxeo».

El tai chi es la forma dinámica del qi gong

El tai chi y el qi gong comparten un trasfondo filosófico común: el propósito de armonizar las energías del yin y el yang y hacer fluir el qi a través del cuerpo. El tai chi combina técnicas de respiración y secuencias de movimientos para mejorar el fluido del qi, calmar la mente y fomentar la autocuración. Sus secuencias son una serie de posturas lentas, conectadas entre sí por medio de un ejercicio largo y fluido. Están pensadas para centrar el cuerpo y la mente en la armonía y promocionar un fluido constante de qi.

El tai chi tiene muchas formas. La *forma de la mano vacía* es la práctica más popular que se enseña en Occidente para todas las edades.

Los beneficios de la práctica del tai chi

El tai chi se practica más como una forma preventiva de cuidado de la salud que como una respuesta a la enfermedad. Cada vez es mejor conocido como una forma de reducir el estrés, mejorar la paz mental y el bienestar espiritual. Aparte de esto, investigaciones médicas recientes han descubierto que la práctica del tai chi aporta más energía, estabiliza la presión sanguínea, mejora el sistema inmunitario, aumenta la capacidad respiratoria y mejora el control de la postura. Además, ayuda a los ancianos a ser menos propensos a dañarse por culpa de las caídas.

En este libro mencionaremos el tai chi en muchas ocasiones. Si quieres aprender a practicarlo, hay muchas clases disponibles en numerosas ciudades, y también puedes encontrar libros y vídeos con instrucciones.

SEGUNDA PARTE

Autocuración con la medicina tradicional china.
Remedios caseros de la A a la Z

Abreviaciones de los meridianos en español

Vg	Vaso gobernador
Vc	Vaso concepción
P	Pulmón
E	Estómago
Ig	Intestino grueso
B	Bazo
C	Corazón
Id	Intestino delgado
V	Vejiga
R	Riñón
Tr	Triple recalentador
Mc	Maestro corazón
Vb	Vesícula biliar
H	Hígado
Ex	Puntos extraordinarios

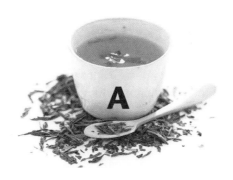

Acné

¿Qué es y cuál es su causa?

Pueden ser granos, manchas rojizas o quistes en la cara o en el cuerpo (especialmente en el pecho o en la espalda). La mayoría de las veces el acné surge durante la juventud. En los adolescentes, el acné está relacionado con los cambios hormonales. Las glándulas sebáceas secretan demasiado sebo y éste obstruye los poros de la piel. Los cosméticos, el estrés, la genética y algunos medicamentos también pueden causar este problema.

¿Cuándo debes acudir al médico?

Si la piel está inflamada con quistes o bultos o si no hay respuesta al autotratamiento, debes acudir al médico.

¿Qué debes hacer en tu vida diaria?

■ Si el acné no se ha abierto todavía, lávate la cara con agua templada y jabón para niños, dos veces al día.

- Pon agua y jabón en una palangana y haz mucha espuma. Utiliza las dos manos para lavarte la cara con esta espuma durante un minuto.
- Utiliza agua caliente de la ducha (tan caliente como te resulte cómodo) para aclararte la cara durante veinte segundos. Al mismo tiempo, date unas suaves palmadas en la cara. A continuación, aclárate la cara con agua templada durante otros veinte segundos. Repite esta secuencia tres veces.
- Con una toalla, presiona delicadamente tu cara para absorber bien el agua.
- Mantén una dieta libre de grasas, especias y frituras. La medicina china piensa que este tipo de alimentos causa calor interno o toxinas de humedad (causantes del acné). Para eliminar el calor del cuerpo, come más verduras como el pepino crudo, el melón amargo, las setas, el rábano, el apio, los tomates, el tofu, el loto, la sandía y las peras.
- El acné puede ser causado por una reacción alérgica a ciertos alimentos como la leche, los huevos, la piña, los plátanos y los mangos. Intenta ver si éste es tu caso.
- Mantén un tránsito intestinal fluido y evita el estreñimiento.
- Duerme mucho. El proceso metabólico que elimina el exceso de aceite de la piel trabaja mejor mientras uno duerme entre las 22 horas y las 2 de la madrugada.

¿Qué no debes hacer?

- No te manosees la cara ni revientes los granos.
- Si es posible, no utilices maquillaje o recurre a un maquillaje al agua. Límpiate siempre antes de ir a dormir.
- Si sudas mucho, no te laves la cara inmediatamente con agua fría ni entres en una habitación con aire acondicionado.
- Evita el alcohol y fumar. No comas postres con mucha crema o azúcar. Intenta evitar los productos lácteos. Todo esto puede causar acné o empeorarlo.
- Evita los disgustos emocionales y haz mucho reposo para reducir el estrés y la tensión.

Remedios populares

- Cada noche lávate la cara con agua tibia con tres gotas de miel. Con cuidado, masajea los granos durante cinco minutos. Deja que la piel absorba la miel. Lávate de nuevo con agua templada y limpia.

■ Como mascarilla aplica una de las opciones siguientes. Haz primero una prueba en la piel. Si tienes alguna reacción alérgica, no sigas.

◆ Muele 15 g de semillas de naranja (disponibles en herboristerías chinas). Mézclalas con una clara de huevo y haz una pasta. Aplícala durante cuarenta minutos. Después, lávate la cara.

◆ Tritura un tomate maduro. Añade una cucharilla de polvo de roble y haz una pasta. Aplícala a los granos. Lávate cuando la mascarilla se haya secado.

◆ Muele varias pastillas de vitamina B6. Mezcla el polvo resultante con agua y haz una pasta. Aplícala sobre el acné durante cuarenta minutos una vez al día.

◆ Corta aloe vera fresco. Utilízalo para frotar y masajear el acné dos veces al día. Si tienes una reacción alérgica, no prosigas. También puedes utilizar limón en lugar de aloe vera.

Terapia alimenticia

■ Toma sopa de polenta china:
Ingredientes. 60 g de polenta china, 1 cucharilla de azúcar.
Procedimiento. Añade tres tazas de agua a los ingredientes para hacer la sopa. Bebe una sopa (una cocción completa) al día durante dos semanas.

■ Bebe zumo vegetal:
Ingredientes. 90 g de apio, 1 tomate, 1 pera asiática, 1/4 de limón.
Procedimiento. Retira el centro de la pera. Pon el resto de la pera y los demás ingredientes en una batidora. Bebe este zumo y hazlo una vez al día durante dos semanas.

■ Toma sopa de soja verde y azucena:
Ingredientes. 30 g de soja verde, 30 g de bulbos de azucena (disponibles en tiendas chinas de comestibles), 8 g de azúcar.
Procedimiento. Pon las alubias de soja en remojo toda la noche. A continuación, hierve las alubias con tres tazas de agua (a fuego lento) hasta que estén blandas. Añade el azúcar. Bebe esta sopa y prepárala cada día durante dos semanas.

Masaje chino

■ Sentado con los ojos cerrados, frota las palmas de las manos entre sí hasta que se calienten. Frótate la cara con los dedos (excepto los pulgares).

Desde la frente desciende hasta los labios, la mandíbula inferior, debajo y detrás de las orejas y, desde ahí, hasta las sienes. Repite esta secuencia diez veces, luego hazla en la dirección opuesta.

■ Escoge los siguientes puntos y masajea cada uno de ellos, durante un minuto, cada día.

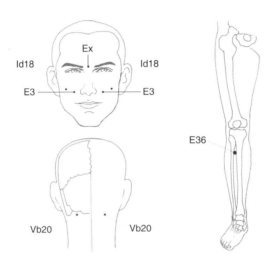

■ Presiona y masajea suavemente el punto localizado encima del puente de la nariz, justo entre las dos cejas (Ex).

■ Presiona y masajea con suavidad los puntos de las mejillas directamente debajo de las pupilas y a la altura del borde inferior externo de los orificios nasales (E3).

■ Presiona y masajea suavemente los puntos debajo del pómulo y en línea recta con el borde exterior de los ojos (Id18).

■ Presiona y masajea suavemente los puntos en la depresión situada debajo de la base craneal, hacia el exterior de los dos grandes músculos del cuello, los cuales puedes sentir al inclinar la cabeza (Vb20).

■ Presiona y masajea suavemente la depresión situada cuatro dedos por debajo del borde inferior de la rótula y a un pulgar de distancia al exterior de la tibia (E36).

Hierbas chinas

■ Utiliza las hierbas patentadas Acne Getaway 101E. Sigue las instrucciones.

Adicción

¿Qué es?

Una dependencia física a sustancias como la nicotina o el alcohol.

¿Qué debes hacer?

- Cuando decidas abandonar tu hábito, si te sientes lo bastante fuerte, simplemente deja enseguida de beber alcohol y de fumar. Si no te sientes fuerte, puedes reducir lentamente la cantidad diaria.
- Diles a tus familiares y amigos que estás dejando este mal hábito. Deja que la gente te vigile.
- Al principio debes mantenerte alejado de todo aquello que esté relacionado con ese mal hábito.
- Mantén tu mente ocupada para que ésta no se distraiga con pensamientos tentadores.
- Practica tai chi. Deja que tu mente siga el movimiento de tus manos, deja que tu mente siga al qi (energía vital).

¿Qué es lo que no debes hacer?

- No tengas cigarrillos o alcohol en casa. No vayas a un bar hasta que puedas controlarte.
- Evita hablar con personas que estén fumando o acompañarles en sus descansos para fumar.

Remedios populares

- Prepara un trozo pequeño de ginseng. Cuando te entren ganas de fumar, ponte el ginseng entre los labios y chúpalo recordando que lo que estás haciendo es bueno para tu salud. Esto puede darte una sensación satisfactoria.
- Si te surgen las ganas de fumar, bebe agua caliente a sorbos.

Terapia alimenticia

- Come rábano para dejar de fumar. Corta 60 g de rábanos en trozos pequeños. Sácales el jugo. Mézclalos con una cucharada de azúcar y déjalos reposar toda la noche. Cómelos por la mañana.

- Come tofu con azúcar para dejar de fumar. Corta media ración de tofu, hazle agujeros y llénalos con azúcar moreno. Cocínalo al vapor hasta que esté bien hecho. Toma tres cucharadas soperas cuando tengas una urgencia de fumar.
- Para dejar el alcohol, bebe sopa de semillas negras de sésamo, mora y arroz:

   Ingredientes. 30 g de semillas de sésamo negro, 30 g de moras, 8 g de azúcar, 30 g de arroz.

   Procedimiento. Muele las semillas de sésamo, las moras y el arroz hasta obtener un polvo fino. Añade dos tazas de agua y lleva a punto de ebullición. Cocínalo a fuego lento durante veinte minutos. Añádele el azúcar y divide la cocción en dos partes para tomar dos veces al día.

Masaje chino

Cuando te urja la necesidad, masajea tus orejas con los dedos índices. Primero empieza por la área frontal de las orejas, luego la parte posterior y, finalmente, los pliegues internos. Repite hasta que la necesidad disminuya.

Hierbas chinas

- Toma gránulos de azufaifo *(Zizyphus vulgaris)*, que se asemeja a un dátil silvestre. Toma una cucharilla mezclada con una taza de agua caliente y sórbela despacio tres veces al día. Esto alivia la ansiedad de fumar.
- Si intentas dejar el alcohol, toma una cucharilla de gránulos de azufaifo tres veces al día o siempre que tengas la urgencia de beber.
- Toma raíz de pueraria para dejar el alcohol. Mezcla 60 g de polvo de raíz de pueraria con una taza de agua. Hiérvela a fuego lento hasta hacer una pasta. Divide la pasta en tres partes. Toma una parte tres veces al día.
- Toma infusión de hierbas para dejar el alcohol:

   Ingredientes. 4 g de fruto de espino, 4 g de flor de crisantemo, 4 g de flor de madreselva.

   Procedimiento. Añade agua hirviendo hasta cubrir los ingredientes. Deja reposar la infusión durante cinco minutos. Bebe como un té.

Ansiedad

¿Qué es y cuál es su causa?

La ansiedad abarca un amplio campo de trastornos emocionales tales como los ataques de pánico y las fobias. Los expertos opinan que sus causas proceden de problemas subyacentes tanto biológicos como psicológicos. Los síntomas son el insomnio, la tensión excesiva y el nerviosismo. Aquí nos centraremos en los tratamientos destinados a los trastornos de raíces psicológicas (como, por ejemplo, los períodos prolongados de estrés).

¿Cuándo debes acudir al médico?

Si experimentas una ansiedad persistente o si sientes que los síntomas están afectando tu vida, debes acudir al médico.

¿Qué debes hacer en tu vida diaria?

- Ejercicios regulares tales como la práctica del tai chi.
- Toma alimentos ricos en calcio y aminoácidos como la leche, las alubias, el pescado, las gambas, el pollo, la ternera, los plátanos y los dátiles. El calcio y los aminoácidos pueden ayudarte a estar más calmado.
- Asegúrate de dormir bien.

¿Qué es lo que no debes hacer?

- No reprimas ni escondas tus miedos. Habla con la familia o con amigos a quienes puedas confiar tus preocupaciones y las injusticias que hayas sufrido. Liberar emociones es una necesidad buena y natural para la salud mental. Cuando las compartes, su toxicidad desaparece.
- No comas alimentos condimentados con cebolla, jengibre y pimientas. Según la teoría de la medicina tradicional china, la ansiedad está causada por el fuego interno. Los picantes podrían encender ese fuego.

Remedios populares

- Cuando experimentes ansiedad, utiliza la aromaterapia:

- ◆ Pon pieles frescas de tu fruta favorita en una botella con una apertura ancha. Respira despacio y profundamente poniendo la nariz en la boca de la botella.
- ◆ Compra el suficiente crisantemo blanco seco como para llenar una bolsa de algodón de 8 x 12 cm. Respira lenta y profundamente en ella. Utiliza la misma bolsa hasta que desaparezca el aroma.
- ◆ Con dos gotas de aceite de lavanda, frótate el pelo encima de la frente. El aroma de aceite de lavanda tiene un efecto calmante del sistema nervioso.

- ■ Con un peine de madera, péinate suavemente la cabeza, de adelante hacia atrás y desde el centro hacia los lados. Ejerce una fuerza adecuada. Hazlo una vez al día durante tres minutos. Las púas del peine no deben ser puntiagudas.
- ■ Tratarte los pies puede moderar tu sistema nervioso autónomo, el cual juega un papel muy importante en la ansiedad:
  - ◆ Pon tus pies en agua caliente (tanto como te resulte cómodo) durante veinte minutos cada día. Si el agua te llega a las pantorrillas, obtendrás un mejor resultado. Después del remojo, rota tus tobillos, uno después del otro, durante veinte minutos. Durante este ejercicio, repítete en silencio a ti mismo: «Relájate, relájate».
  - ◆ Con un cepillo suave, cepíllate la planta de los pies durante cinco minutos. Presta una atención especial a la zona situada a un tercio de distancia (empezando desde la punta del pie) entre los dedos y el talón. Antes de cepillar, aplica crema para proteger la piel.
  - ◆ Con una botella de plástico vacía, golpéate los pies descalzos (los empeines, las plantas y los laterales) durante tres minutos. Mantén un ritmo de golpes de tres por segundo. Golpea cada zona al menos treinta veces.
- ■ Masajea tus orejas. Siéntate en una silla. Con el pulgar y el índice, agárrate la oreja y estira de ella en diferentes direcciones (horizontal y verticalmente) durante unos treinta segundos. Agarra otra parte de la oreja y repite el mismo procedimiento. Mientras tanto, inhala y exhala suave y profundamente.

Qi gong

- ■ Por la noche, justo cuando la Luna ha salido, ponte de pie en un lugar tranquilo y mírala. Separa los pies a la distancia de los hombros. Alza las manos en dirección a la Luna, con las palmas hacia arriba, como si fueras a cogerla. Toca el paladar con la lengua. Respira de forma natural. Inhala e imagina la esencia de la Luna bajando a tus manos. Pon las palmas, una encima de la otra, sobre tu cabeza. Cierra los ojos e imagina que la esencia lunar entra en tu cuerpo a través de la coronilla. Exhala. Repite esto cinco veces. En la medicina china, el Sol es yang y la Luna es yin. La ansiedad es un desequilibrio entre el yin y el yang con una hiperactividad de yang. La esencia yin de la Luna te ayudará a equilibrar tu cuerpo.

- Río de la armonía del espíritu:
  - ◆ Túmbate en una habitación tranquila y haz varias respiraciones profundas. Cierra los ojos y respira de forma natural.
  - ◆ Repite: «Mi cabeza está relajada, mi cara está relajada, mi cuello está relajado, mis hombros están relajados, mis brazos están relajados, mi pecho está relajado, mi abdomen está relajado, mis piernas están relajadas, mis pies están relajados, todo mi cuerpo está totalmente relajado».
  - ◆ Imagina un río que entra por lo alto de tu cabeza y desciende por tu pecho, estómago y abdomen. A continuación, el río se divide en dos corrientes, una para cada pierna, que descienden hasta los pies y salen por las plantas. Sigue fluyendo fuera de ti, sigue fluyendo hasta que se hace cada vez más pequeño y desaparece. Mientras realizas este ejercicio, piensa que todas tus preocupaciones y miedos se van con este río y te dejan para siempre. Repite esta visualización una vez al día.

Masaje chino

- Ver la sección depresión.

Hierbas chinas

- Toma la hierba patentada Dan Zhi Xiao Yao Wan. Sigue las instrucciones.

Ardor de estómago (crónico)

¿Qué es y cuál es su causa?

El ardor de estómago se llama también afección de reflujo gastroesofágico. Los síntomas incluyen dolor o ardor en el centro del pecho, sensación de reflujo de la comida y un sabor agrio o amargo en la boca. La causa principal son los malos hábitos alimenticios como, por ejemplo, la sobreingesta de alimentos, las comidas demasiado frías o crudas y el abuso de alcohol.

Ocurre cuando el ácido gástrico del estómago asciende al esófago inferior. El ácido produce una sensación de ardor y de incomodidad. Otras razones para el dolor del abdomen superior son las enfermedades del tracto digestivo como la gastritis, la úlcera de estómago o duodenal (primera parte del intestino delgado), los espasmos estomacales, la gastroneurosis y la gastroptosis.

¿Cuándo debes acudir al médico?

Si tienes ardores frecuentes, debes acudir al médico.

¿Qué debes hacer en tu vida diaria?

- Come pequeñas cantidades de forma frecuente.
- Lleva cinturones o ropa poco apretados. No lleves nada restrictivo o tenso alrededor de tu estómago.

¿Qué es lo que no debes hacer?

- No te excedas en las cantidades de comida. No comas durante las dos horas previas a irte a dormir.
- Evita el alcohol, el café, los zumos de naranja y el tomate. No tomes refrescos gaseosos durante las comidas.
- Evita las frituras y las comidas grasas. Evita los condimentos como los picantes, la cebolla o el ajo.
- No te tumbes después de comer. Mantén tu cuerpo en una postura ligeramente inclinada. Tampoco hagas ejercicio justo después de las comidas.
- No fumes.

Remedios populares

- Mastica algunas semillas de sésamo para detener la acidez.
- Pon cáscaras de huevo en el horno para secarlas bien. Muélelas hasta reducirlas a polvo. Toma una cucharadita del polvo de cáscara de huevo con agua caliente antes de comer, dos veces al día. También puedes utilizar huesos de sepia en lugar de las cáscaras de huevo.

■ Hornea unos dátiles hasta que estén bien crujientes. Pon tres o cuatro dátiles en una taza de agua recién hervida. Espera hasta que el agua adquiera un color rojizo y bebe un vaso tres veces al día, después de cada comida.

Terapia alimenticia

■ Bebe una taza de leche caliente con una cucharadita de jugo de jengibre.
■ Haz un licuado con una manzana pequeña y una patata cruda. Toma una vez al día.
■ Toma quince cacahuetes crudos tres veces al día, antes de las comidas.

Masaje chino

■ Pon una palma encima de la otra y frótate el vientre alrededor del ombligo, primero en el sentido de las agujas del reloj, y luego en el sentido opuesto. Hazlo treinta y seis veces en cada dirección.
■ Presiona y masajea suavemente los siguientes puntos durante un minuto:
    ◆ El punto a mitad de camino entre el ombligo y el extremo inferior del esternón (Vc12).
    ◆ El punto a dos pulgares de distancia por encima del pliegue anterior de la muñeca, en la parte central entre los tendones (Mc6).

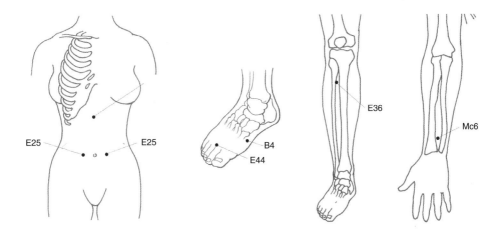

    ◆ El punto a dos pulgares de distancia a ambos lados del ombligo (E25). Hazlo durante un minuto.

◆ El punto situado en la depresión que se encuentra cuatro dedos por debajo del borde inferior de la rótula y a un pulgar de distancia al exterior de la tibia (E36).

◆ El punto en el interior del pie, en la depresión situada justo detrás del hueso del dedo gordo del pie (B4).

◆ El punto en el pliegue entre los dedos segundo y tercero del pie (E44).

Hierbas chinas

Toma la hierba patentada Xiang Sha Yang Wei Wan. Sigue detenidamente las instrucciones.

Artritis

¿Qué es y cuál es su causa?

Es el término general para designar la inflamación de las articulaciones con dolor, rigidez y tumefacción de las mismas. Es un síntoma que tienen varias enfermedades. Aquí sólo presentaremos dos de las artritis más conocidas:

■ **Osteoartritis:** una degeneración del cartílago de las articulaciones relacionada con la edad.

■ **Artritis reumatoide:** inflamación de la membrana sinovial, la cual consta de un fluido lubricante que protege las articulaciones.

¿Cuándo debes acudir al médico?

Si te ha aparecido algún tipo de rigidez, inflamación o rojez en las articulaciones, visita a tu médico para que te diagnostique.

¿Qué debes hacer en tu vida diaria?

■ Mantén una dieta equilibrada y bebe suficiente agua, esto es esencial. Come más alimentos ricos en aceites grasos omega 3 como el salmón, el atún y las sardinas. Desde el punto de vista de la medicina china, necesitas comer alimentos con tendones como la carne de vacuno, las alas de pollo o los pies de cerdo.

- Haz ejercicio regularmente: nada, camina, baila y practica tai chi.
- Para la osteoporosis, toma suficientes vitaminas C, D y E y omega 3, aceite de pescado, glucosamina y sulfato de condroitina.
- Controla tu peso.
- Toma un baño de lodo o de arena o sométete a hidroterapia.

¿Qué es lo que no debes hacer?

- Evita exponerte a condiciones de humedad o frío. Nunca duermas directamente en el suelo o te sientes sobre una piedra durante largo rato. Evita mojarte con la lluvia, y si te mojas, cámbiate la ropa enseguida. Mantén tu casa caliente y seca.
- Evita las comidas grasas o fritas en aceite. Evita el alcohol. No comas alimentos fríos o crudos. Come menos limones y naranjas. No comas demasiados dulces.

Remedios populares

- Debido al efecto de la electricidad estática, llevar ropa interior de poliéster puede proporcionarte algún alivio para el dolor de las articulaciones.
- Si tus articulaciones no están rojas ni inflamadas, puedes humedecerlas con vinagre:

  Ingredientes. 300 ml de vinagre de arroz, medio ladrillo.

  Procedimiento. Calienta el ladrillo en el horno o en el fuego. Desinfecta una gasa sumergiéndola en el vinagre y aplícala a la articulación afectada. Hunde el ladrillo (caliente) en el vinagre y, a continuación, sitúalo a un pie de distancia por debajo de la articulación que quieres tratar. Vaporiza durante cinco minutos. Mueve tu articulación hacia el ladrillo, regula la distancia según la temperatura. Ten cuidado con el ladrillo caliente.

- Si tu articulación no está roja ni inflamada, aplica hinojo con sal:

  Ingredientes. 60 g de hinojo, 240 g de sal, aceite.

  Procedimiento. Fríe hinojo y sal con poco aceite y sin dejar de remover hasta que esté muy caliente. A continuación, envuélvelo todo en una tela de algodón. Aplica el envoltorio de sal e hinojo en la zona afectada durante una hora, dos veces al día durante cinco días. Haz un nuevo envoltorio para cada aplicación. Ten cuidado con la sal caliente.

- Si tu articulación no está roja ni inflamada, aplica arroz cocido con sal:
  Ingredientes. 4 porciones de arroz cocido, 1 porción de sal.
  Procedimiento. Mezcla bien el arroz con la sal. Pon los ingredientes en un cuenco y deja que humeen durante dos o tres minutos. Espera hasta que la temperatura baje y sea cómoda para tu piel. Envuelve los ingredientes en una tela de algodón y aplica el envoltorio en la zona dolorida durante una hora. Hazlo una vez al día durante cinco días.
- Si tu articulación no está roja ni inflamada, aplica jengibre:
  Ingredientes. 30 g de jengibre.
  Procedimiento. Pon el jengibre en un exprimidor. Añade media taza de agua caliente para hacer jugo de jengibre. Sumerge una gasa en el jugo y escúrrela hasta secarla. Aplica la gasa en la zona afectada. Repite el proceso dos o tres veces al día. Si tienes alguna reacción alérgica, no continúes.
- Si tu articulación no está roja ni inflamada, haz friegas de vinagre con cebolla verde:
  Ingredientes. 500 ml de vinagre de arroz, 450 g de cebolla verde.
  Procedimiento. Corta la cebolla verde en rodajas de 2 cm de largo y ponlas en una olla con vinagre. Lleva a punto de ebullición. A continuación, espera hasta que la temperatura sea cómoda para la piel. Sumerge una gasa en la cocción. Frota y lava la zona o zonas doloridas de diez a treinta minutos. Recalienta el vinagre si es necesario. Haz primero una prueba en tu piel, y si observas alguna reacción alérgica, no continúes.

Terapia alimenticia

- Si tu articulación está roja e inflamada, come más tofu, peras y soja verde. No tomes pimentón, canela, jengibre o vino.
- Si tienes una articulación dolorida y fría y sientes aversión por el frío, come cordero, jengibre, papaya o tintura de hierbas. No comas melón, algas, peras o soja verde.
- Si tienes una atrofia muscular o una articulación deformada, come más pollo, huesos de cuello, tortuga, nueces o semillas negras de sésamo.

Masaje chino

- Escoge cualquier combinación con la que te sientas cómodo y hazla una vez al día. Si tu articulación todavía está caliente e inflamada, no la masajees.

■ Suavemente, golpea, amasa, presiona y frota la zona dolorida durante
dos minutos. De acuerdo a la localización del dolor, escoge los puntos de
masaje correspondientes.

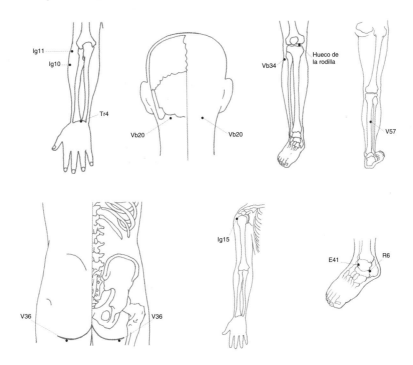

■ Si te duelen los dedos o la muñeca, presiona y amasa suavemente, durante dos minutos, el punto justo en la depresión donde la línea posterior del
pliegue de la muñeca se encuentra con la línea perpendicular (imaginaria) del dedo anular cuando la muñeca se dobla ligeramente hacia arriba
(Tr4). Con el dedo índice, presiona suavemente el punto del antebrazo, a
dos dedos pulgares de distancia por debajo del pliegue del codo (Ig10).

■ Si te duele el codo, presiona suavemente y masajea el punto Ig10 durante
dos minutos (como en el caso anterior) y el punto situado en el extremo
del pliegue del codo (Ig11), con el brazo doblado por delante del pecho.

■ Si te duele el tobillo, utiliza el pulgar para presionar suavemente durante
dos minutos el punto situado en mitad del pliegue anterior del tobillo, al
nivel del hueso de éste, el maléolo (E41). Presiona suavemente durante
dos minutos el punto en el interior del tobillo, a un pulgar de distancia por
debajo del maléolo (R6).

■ Si te duele la rodilla, utiliza el pulgar para presionar suavemente el exterior de la pierna, en la depresión debajo de la cápsula de la rótula, justo
por debajo de la unión de la tibia y el peroné (Vb34). Presiona y masajea

suavemente durante dos minutos, y con la rodilla doblada, los dos huecos debajo de la rótula, en el interior y el exterior del ligamento. Con las palmas de las manos, frota y calienta la articulación de la rodilla.

■ Si te duelen los hombros, masajea y presiona durante dos minutos el punto situado en la parte alta del hombro (Ig15), frente a la depresión que aparece cuando levantamos el brazo. También aprieta y masajea suavemente y durante dos minutos el punto situado en la depresión debajo del cráneo (Vb20), en el exterior de los músculos mayores del cuello, los cuales puedes sentir al inclinar la cabeza hacia adelante.

■ Si te duele la articulación de la cadera, pídele a alguien que masajee y presione suavemente la parte posterior de tu pierna, desde el punto medio situado justo debajo del pliegue del glúteo (V36) hasta la parte media de la pantorrilla (V57).

Hierbas chinas

■ Toma la hierba patentada Du Huo Ji Sheng Wan. Sigue las instrucciones.

Asma

¿Qué es y cuál es su causa?

Es una enfermedad crónica de los pulmones que acontece cuando los conductos bronquiales, cuya función es llevar el aire a los pulmones, se inflaman. Los síntomas típicos son respiración corta, respiración sibilante, tos con flema, sensación de sofoco y tensión pectoral.

Muchos ataques de asma son una reacción desmesurada a ciertos desencadenantes externos como el polen, los químicos, el moho, el humo, las infecciones respiratorias virales y la actividad. El asma también puede ser causado por condiciones intrínsecas tales como la bronquitis o las emociones estresantes.

¿Cuándo debes acudir al médico?

Si tienes algún tipo de problema respiratorio por primera vez o estás tomando alguna medicación prescrita para el asma pero los síntomas empeoran, debes acudir al médico.

¿Qué debes hacer en tu vida diaria?

■ Mantén un diario para encontrar los posibles desencadenantes de la afección y procura evitarlos.

■ Bebe café o agua caliente, ya que pueden ensanchar tus canales aéreos.

■ Toma alimentos ricos en vitamina C y calcio tales como la calabaza, los dátiles, las naranjas, los tomates, los pimientos verdes y el tofu. Desde el punto de vista de la medicina china, es recomendable comer semillas de loto, castañas, ñame chino, habas negras, nueces, peras, bulbos de azucena, cordero y hongos blancos chinos.

■ Controla tus emociones. Hay investigaciones que demuestran que el 30% de los casos de asma está provocado por factores psicológicos como la ira, la depresión o la ansiedad.

■ Hacer ejercicio cada día es muy importante. Nadar es el mejor ejercicio para el asma. El qi gong puede hacer que los bronquios estén más relajados. Caminar 1,6 km cada día es bueno para el corazón y los pulmones. Primero recorre 800 m en unos veinte minutos. Descansa unos cinco minutos. A continuación recorre la misma distancia de vuelta a casa en otros veinte minutos. Aumenta la distancia gradualmente.

■ Cantar puede ayudar a aliviar el asma ya que para ello hay que utilizar la respiración abdominal en lugar de la torácica. La respiración abdominal puede incrementar la capacidad vital y reducir la presión de los pulmones.

■ A comienzos del verano, lávate la cara con agua fría. Gradualmente pasa a tomar, si puedes, una ducha corta de agua fría cada día.

■ Si un médico te ha prescrito un inhalador, llévalo siempre contigo.

¿Qué es lo que no debes hacer?

■ No fumes ni bebas alcohol.

■ Reduce la ingesta de alimentos salados. No comas gambas, cangrejo, almejas y pescado. En algunas personas, el pescado puede provocar un ataque de asma.

Remedios populares

■ El ajo ayuda a combatir el asma:
  ◆ **Come ajo con azúcar.** Pela 460 g de ajos. Pon los dientes de ajo en una olla con 230 g de azúcar glasé. Añade agua hasta cubrirlo todo.

Lleva a punto de ebullición y déjalo a fuego lento hasta que se haga una sopa espesa. Ponlo en una jarra. Toma una cucharada sopera dos veces al día. No sigas tomando esta cocción si sientes que el ajo te provoca alguna alteración estomacal.

◆ **Huele el ajo.** Machaca dos dientes de ajo y métetelos en un pote pequeño. Huele el pote tres veces al día. Cambia el ajo cada día.

Terapia alimenticia

■ Azúcar con vinagre:
Ingredientes. 460 g de azúcar, 500 ml de vinagre de arroz.
Procedimiento. Pon el azúcar en una olla, añade el vinagre y hierve hasta que se disuelva el azúcar. Almacena en una botella. Toma 10 ml, dos veces al día. Después de las tomas, lávate los dientes.

■ Pera con azúcar moreno:
Ingredientes. 1 pera, 1-2 cucharadas de azúcar moreno.
Procedimiento. Retira el centro de la pera y rellénalo con azúcar moreno. Cocínala al vapor hasta que el azúcar esté pegajoso. Cómela mientras todavía esté fría.

■ Huevo con té verde:
Ingredientes. 15 g de hojas de té verde, 2 huevos.
Procedimiento. Pon los huevos junto con las hojas de té en una olla. Cocínalos hasta que estén bien hechos. Pélalos. Pon los huevos otra vez en el agua con el té y sigue cocinándolos a fuego lento hasta que el agua se evapore. Come un huevo al día.

■ Semillas negras de sésamo, nueces y miel:
Ingredientes. 90 g de semillas negras de sésamo, 240 g de nueces peladas, 100 ml de miel.
Procedimiento. Pasa las nueces y las semillas de sésamo por la sartén, a fuego lento. Machaca las nueces en trozos pequeños. Pon todos los ingredientes en un cuenco con una taza de agua. Remueve bien y hierve durante veinte minutos. Toma una cucharada sopera dos veces al día.

Masaje chino

■ Escoge cualquier combinación de las siguientes y masajea una vez al día:
◆ Utiliza el dedo pulgar para presionar y masajear suavemente el punto adecuado en la zona carnosa del otro pulgar, a dos dedos de distancia de la muñeca y en la línea divisoria entre la piel blanca y la piel roja de

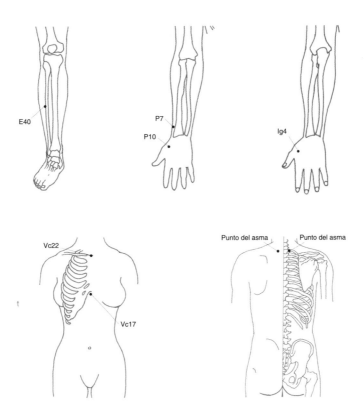

la palma de la mano (P10). Hazlo hasta que tengas una sensación de dolor y distensión. Cambia de mano y repite en el otro lado.

◆ Utiliza tu dedo corazón para presionar suavemente la depresión entre los huesos de la clavícula, justo por encima del esternón (Vc22). Hazlo durante dos minutos. Mientras tanto, utiliza el otro dedo corazón para presionar suavemente el punto situado justo entre ambos pezones, en el caso de los hombres, o en la línea media a la altura del cuarto espacio intercostal, en el caso de las mujeres (Vc17).

◆ Utiliza ambos dedos corazón para presionar y masajear suavemente, durante dos minutos, los puntos adecuados a ambos lados de la protuberancia ósea situada debajo de la nuca (puntos del asma).

◆ Si tienes mucha flema, presiona suavemente y masajea el punto en el lado exterior del hueso de la pierna, a mitad de camino entre la punta del hueso del tobillo y la rótula (E40).

◆ Si te sientes sofocado o tienes la respiración corta, presiona suavemente el punto situado justo entre los pezones, en el caso de los hombres, y en la línea media a la altura del cuarto espacio intercostal, en el caso de las mujeres (Vc17). Hazlo durante un minuto.

- Utiliza el pulgar para presionar suavemente la parte más protuberante del pliegue carnoso que se forma al empujar el otro dedo pulgar contra el dedo índice (Ig4). Hazlo durante un minuto.
- Presiona suavemente el punto situado a dos dedos de distancia de la muñeca, en el lado radial del antebrazo (P7). Hazlo durante un minuto.
- Utiliza todos tus dedos para agarrar y soltar de forma rítmica, suave y lenta los músculos anteriores del cuello a lo largo de la traquea. Hazlo durante un minuto.

Qi gong

- De pie, en una habitación tranquila, relájate y respira naturalmente. Golpea los dientes entre sí treinta y seis veces. Con la lengua, remueve la saliva dentro de la boca y trágala.
- Imagina un aire cálido y blanco que entra en tus pulmones cuando inhalas profundamente. Envía el aire a los pulmones poco a poco, y de ahí a la zona situada dos dedos por debajo del ombligo. Repite este ejercicio nueve veces.
- Pon las palmas de las manos en tu pecho. Inhala despacio. Cuando exhales, pronuncia el sonido «shhh». Mientras tanto, frótate el pecho con las palmas de las manos, de arriba hacia abajo. Repítelo seis veces.
- Siéntate en el suelo con las piernas cruzadas de manera natural. Con tus manos, presiona el suelo a ambos lados de tu cuerpo, estira el pecho para inhalar, descansa un poco y, a continuación, arquea tu espalda hacia adelante y saca el pecho al exhalar. Repítelo seis veces.
- Siéntate en la posición del loto. Pon las palmas de las manos en las rodillas. Primero gira hacia la izquierda cuatro veces, luego gira a la derecha cuatro veces más. Inhala al hacer los giros de izquierda o derecha, y exhala al volver a la posición normal.

Hierbas chinas

- Toma 4 g de polvo de lombriz dos veces al día.
- Toma hierbas con miel:
  Ingredientes. 8 g de bulbo de *Fritillaria cirrhosa*, 15 ml de miel.
  Procedimiento. Tritura la hierba en trozos bien pequeños. Añade dos tazas de agua y las hierbas a una olla y hierve a fuego lento durante treinta minutos. Mezcla la decocción con la miel. Bebe una vez al día.

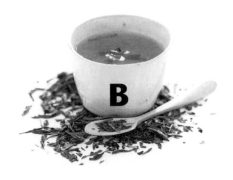

Bronquitis

¿Qué es y cuál es su causa?

Es una inflamación de los conductos aéreos de los pulmones. Los síntomas son tos seria con flema amarilla o verde, respiración corta y respiración sibilante. La causa principal de la bronquitis es viral o bacteriana. Desde el punto de vista de la medicina china hay tres tipos de bronquitis:

- **De tipo frío:** tos después de haber cogido frío, mucha flema fina y blanca, rinorrea y aversión al frío.
- **De tipo caliente:** tos frecuente y seria, flema amarilla y espesa, respiración corta y sibilante, y sed.
- **De tipo seco:** tos seca, sin flema (o muy difícil de expulsar), sequedad y dolor de garganta, y boca seca.

¿Cuándo debes acudir al médico?

Si tu tos no mejora en tres días o tienes fiebre, sangre en la flema, una edad avanzada o alguna enfermedad crónica, acude a tu médico.

¿Qué debes hacer en tu vida diaria?

- Descansar si tienes fiebre.
- Bebe mucha agua para aclarar la mucosidad. Particularmente, te ayudará beber té verde fuerte.
- Come alimentos fáciles de digerir tales como rábanos, espinacas, tomate, col china, melón de invierno, soja, algas, naranja, peras, dátiles, castaña de agua, bulbo de azucena y semillas de loto.
- Realiza un ejercicio aeróbico regular como caminar, hacer *footing* y practicar tai chi. Nadar es la mejor opción para las enfermedades relacionadas con los pulmones.
- Si tienes tendencia a tener bronquitis en invierno, adáptate para incrementar tu resistencia a las temperaturas frías. Lávate la cara y los pies con agua fría en verano.
- Toca un instrumento de aire hecho de madera. Esto hará que tu diafragma trabaje más activo y puede acrecentar la función de los pulmones.
- En casos crónicos tienes que tener confianza para combatir la enfermedad. Un mal factor psicológico puede debilitar tu sistema inmunitario y hacerlo susceptible a ataques externos.
- Deja de fumar ahora mismo. Un fumador tiene mucho mayor riesgo de sufrir bronquitis que un no fumador.
- Mantén tu habitación limpia y aspírala con frecuencia. Utiliza humidificadores para mantener una humedad adecuada. Ventila tu habitación con aire fresco.

¿Qué es lo que no debes hacer?

- No viajes a zonas con el aire muy polucionado.
- Evita los alimentos fritos. Evita los alimentos marinos como el pescado y el marisco. No comas condimentos como el pimentón, el ajo, la cebolla verde, la mostaza y la canela. No tomes productos lácteos ya que pueden causar más mucosidades. No comas alimentos demasiado salados o demasiado dulces.
- Si tienes problemas respiratorios serios, no retardes el tratamiento.

Remedios populares

- Antes de acostarte, utiliza un cepillo de pelo para golpear suavemente los meridianos del pulmón durante tres minutos. Estos empiezan en la parte superior de los brazos y van hasta las puntas de los dedos pulgares. Golpea en esta dirección y hazlo durante un período prolongado. Las púas del cepillo estimulan todos los puntos a lo largo de este meridiano y hacen la función de un tratamiento de acupuntura.

■ Haz vaporizaciones de vinagre. Vierte una taza de vinagre blanco de arroz en una olla y hiérvelo a fuego lento. Vierte el vinagre en un termo. Utiliza un embudo como tapa para cubrir el termo. Siéntate delante del termo e inhala el vapor que emana del vinagre durante veinte minutos. Hazlo durante una semana. Atención, el vapor estará muy caliente.

Terapia alimenticia

■ Bebe té verde con huevo:

Ingredientes. 2 huevos, 15 g de hojas de té verde, 240 g de azúcar moreno.

Procedimiento. Pon hojas de té verde en una olla. Añade dos tazas de agua y lleva a punto de ebullición. Añade los huevos y el azúcar y deja cocer hasta que los huevos estén medio hechos. Con una cuchara rompe la cáscara. Deja que el té penetre en el interior de los huevos. Continúa la cocción hasta que sólo quede una taza de líquido. Retira la cáscara. Come los huevos y bebe la cocción una vez al día. Repite este procedimiento cada día durante una semana.

■ Come huevo con miel:

Ingredientes. 1 huevo, 1 cucharada sopera de miel.

Procedimiento. Rompe el huevo en un cuenco. Añade media taza de agua y la miel. Bate y mezcla bien. Cuece durante cinco minutos. Cómelo dos veces al día, más frecuentemente en invierno.

■ Come rábanos con loto y pera:

Ingredientes. 250 g de rábanos, 250 g de raíces de loto, 2 peras asiáticas, jengibre, miel.

Procedimiento. Pon los rábanos, las raíces de loto y las peras en un exprimidor y obtén su jugo. Añade una cucharada de miel. Cocina durante cinco minutos. Añade dos o tres gotas de jugo de jengibre. Divide en dos porciones. Bebe dos veces al día durante una semana.

■ Si tienes bronquitis de tipo frío, toma semilla de albaricoque con azúcar:

Ingredientes. 4 g de semillas de albaricoque dulce (disponible en herboristerías chinas), 1 cucharada sopera de azúcar moreno.

Procedimiento. Machaca las semillas en trozos pequeños. Ponlas en una taza de agua caliente con una cucharada sopera de miel. Bebe como una infusión.

- Si tienes bronquitis de tipo caliente, toma té de oliva con rábano:
  Ingredientes. 100 g de olivas, 100 g de rábanos.
  Procedimiento. añade tres tazas de agua a los ingredientes en una olla y llévalos a punto de ebullición. Cocina a fuego lento durante diez minutos. Bebe como un té.
- Si tienes bronquitis de tipo seco, toma el siguiente té:
  Ingredientes. 8 g de bulbos de azucena, 4 g de semillas de albaricoque dulce, 8 g de arroz, 1 cucharada sopera de azúcar moreno.
  Procedimiento. Corta las puntas de las semillas de albaricoque. Añade tres tazas de agua y el arroz a una olla y hierve a fuego lento durante quince minutos. A continuación, añade el bulbo de azucena, las semillas de albaricoque y el azúcar. Cocínalo todo junto unos cinco minutos más. Divide la cocción en dos porciones. Bebe dos veces al día.

Masaje chino

- Escoge uno de los siguientes masajes y hazlo cada día:

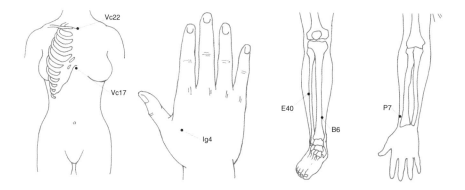

- Utiliza las puntas de los dedos índice, corazón y anular de ambas manos para frotar arriba y abajo el centro del esternón durante un minuto. Presiona y masajea suavemente el esternón desde su parte superior hasta su base durante un minuto.
- Presiona y masajea con suavidad el punto situado justo entre los pezones, en el caso de los hombres, o el punto medio entre las costillas cuarta y quinta en el caso de las mujeres (Vc17). Hazlo durante un minuto.
- Presiona ligeramente durante un minuto el punto situado en la depresión justo por encima del esternón (Vc22). Utiliza los dedos para apretar con suavidad la piel y los músculos desde esta depresión hasta la nuez. Hazlo veinte veces.

- Con el pulgar contra el índice, utiliza el otro pulgar para masajear suavemente la parte superior de la protuberancia carnosa situada entre los dos primeros dedos (Ig4). Hazlo durante un minuto.
- Presiona suavemente el punto situado dos dedos por encima del pliegue de la muñeca, en el exterior del antebrazo, en línea con el dedo pulgar (P7). Hazlo durante un minuto.
- Presiona con suavidad el punto situado en el borde exterior de la pierna, a mitad de camino entre el hueso del tobillo y el centro de la rótula (E40). Hazlo durante un minuto.
- Presiona ligeramente el punto situado cuatro dedos por encima del hueso interior del tobillo (maléolo), justo por detrás del borde interno de la tibia (B6). Hazlo durante un minuto.

Hierbas chinas

- Si tienes bronquitis de tipo frío, toma la hierba patentada Tong Xuang Li Fei Wan. Sigue las instrucciones.
- Si tienes bronquitis de tipo caliente, toma la hierba patentada She Dan Chuan Bei Ye. Sigue las instrucciones.
- Si tienes bronquitis y tos de tipo seco, toma la hierba patentada Yang Yin Qing Fei Wan. Sigue las instrucciones.
- Come pera asiática con hierbas:

    Ingredientes. 1 pera asiática, 4 g de bulbo de *Fritillaria cirrhosa*.

    Procedimiento. Haz una pequeña apertura en la pera y retira las semillas. Pon las hierbas en el interior de la pera. Cocínala al vapor durante cuarenta minutos. Come una vez al día.

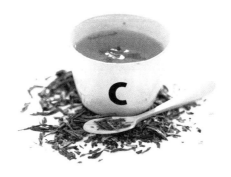

Cabeza (dolor crónico)

¿Qué es y cuál es su causa?

Hay tres tipos de dolores de cabeza crónicos diferentes de aquellos causados por enfermedades subyacentes:

- **Dolor de cabeza por tensión:** están caracterizados por un tipo de dolor pesado y constante que puede estar en cualquier zona de la cabeza, en toda ella o en su parte posterior. La mayoría de las veces está causado por una contracción muscular.
- **Dolor de cabeza de migraña:** se caracteriza por un dolor pulsante y palpitante, mayoritariamente en un lateral. Se acompaña a menudo de náuseas, vómitos y mareos. La causa más frecuente es la expansión y contracción de los conductos sanguíneos.
- **Dolor de cabeza concentrado:** se caracteriza por un dolor constante y serio alrededor o detrás de un ojo.

La ciencia no entiende todavía muy bien las razones de los dolores de cabeza. El estrés, la depresión, la falta de sueño, una alergia específica a un alimento e incluso una relación sexual pueden ser las causas de un dolor de cabeza. El factor desencadenante y las formas de alivio varían entre las personas.

¿Cuándo debes acudir al médico?

Si tienes los siguientes síntomas, necesitas acudir al médico: apariciones repentinas de fiebre con rigidez cervical, frecuentes dolores con una intensidad que aumenta y va acompañada de mareos, entumecimiento, vista borrosa y dolor en diferentes lugares del cuerpo, u otros problemas de salud acompañados de dolores de cabeza.

¿Qué debes hacer en tu vida diaria?

- Trata de encontrar los factores desencadenantes manteniendo un diario que pueda revelarte la actividad, la comida o la medicación que están asociadas con los dolores de cabeza.
- Toma una ducha de agua caliente o échate agua fría en la cabeza y observa qué te ayuda más, el frío o el calor.
- Aplica bálsamo de tigre o aceite de lavanda en la frente o en las sienes.
- Una taza de té negro fuerte o una taza de café pueden proporcionar algún alivio. Ten en cuenta que, en algunas personas, el café puede causar dolor de cabeza. Beber una taza de agua caliente con una cucharada sopera de polvo de jengibre puede ayudar también.
- Utiliza música para distraer la atención de tu dolor de cabeza. Pon la mano en el control de volumen de tu aparato de música. Cierra los ojos y escucha tu música preferida. Mueve tu mano o tu pie siguiendo el ritmo. Cuando el dolor aumente, sube el volumen de la música. Cuando sientas menos dolor, baja el volumen. Tu mente estará siempre en la música, no en el dolor.
- Intenta la terapia del humor. Mira programas cómicos tanto como puedas. La risa es la mejor medicina para los dolores de cabeza de tensión.
- Haz ejercicio regularmente. Practicar tai chi es una opción muy buena para curar dolores de cabeza.
- Dormir lo suficiente puede aliviar tensión y dolores de migraña.

¿Qué es lo que no debes hacer?

- Si tienes dolores de cabeza por primera vez, no tomes analgésicos sin antes hacerte un examen médico, ya que de lo contrario el problema podría ser más difícil de diagnosticar.

- No fumes ni bebas alcohol.
- No tomes comidas muy saladas pues el sodio hace que los conductos sanguíneos se contraigan, lo cual puede causar dolor de cabeza. No ingieras ni mucho ni poco durante las comidas. Come más frutas y verduras. No comas alimentos grasos o picantes. Para las migrañas, evita los perritos calientes, el jamón, las salchichas, el queso fermentado, el glutamato monosódico, las nueces, los cacahuetes y el chocolate. Reduce tu consumo diario de café si es alto.
- Cuando te resfríes o tengas gripe, descansa, no utilices demasiado tu cerebro.
- Evita las situaciones estresantes. La irritación y el nerviosismo harán que tus dolores empeoren.

Remedios populares

- Junto al ejercicio aeróbico puedes hacer los siguientes ejercicios para aliviarte:
  - ◆ Pon recto el cuello. Pon tu dedo índice derecho en la parte izquierda del mentón y el pulgar derecho en la mandíbula inferior. Lentamente, gira la cabeza hacia la derecha y mira hacia atrás. Estira el brazo izquierdo por encima de la cabeza y tócate la parte superior de la oreja derecha. Despacio, baja la cabeza hacia el pecho. Después de diez segundos, vuelve a una posición normal. Cambia de brazo y haz lo mismo con el otro lado. Si te sientes mareado, detente. Repítelo tres veces, dos veces al día.
  - ◆ Respirar con el abdomen. Mira un objeto fijo. Inhala a través de tu nariz e infla tu abdomen. Exhala a través de la boca constriñendo el abdomen.
  - ◆ Tira de ambos lóbulos de las orejas cincuenta veces. Hazlo con los dedos índice y pulgar. Esto puede aliviar el dolor en la sien.
- Antes de acostarte, llena dos palanganas, una con agua caliente y la otra con agua fría. Remoja los pies alternativamente en ambas palanganas durante tres minutos. Repítelo varias veces.
- Remoja las manos en agua caliente (tanto como te resulte cómodo) durante treinta segundos. Añade más agua caliente para mantener la temperatura. Repite tres veces al día.
- Haz rodar un huevo cocido con la cáscara (mientras todavía esté caliente y sea agradable para la piel) por la superficie de la zona afectada. A veces, este tipo de masaje alivia inmediatamente el dolor de cabeza debido a la tensión.

Terapia alimenticia

- Si tienes aversión al frío, bebe té verde con jengibre y azúcar:
  Ingredientes. 4 g de hojas de té verde, 16 g de azúcar moreno, 8 g de jengibre.
  Procedimiento. Lleva los ingredientes a ebullición. Bebe como una infusión.
- Si tienes aversión al calor, toma alubias de soja con sopa de arroz:
  Ingredientes. 60 g de soja verde, 60 g de arroz.
  Procedimiento. Deja la soja verde en remojo toda una noche. Añade tres vasos de agua, el arroz y la soja a una olla y cuécelo todo para hacer una sopa. Toma dos veces al día, durante tres días.

Qi gong

Haz lo siguiente paso a paso:

- Estírate cómodamente en una habitación tranquila y realiza varias respiraciones profundas. Cierra tus ojos y respira con naturalidad.
- Repítete: «Mi cabeza está relajada, mi cara está relajada, mi cuello está relajado, mis hombros están relajados, mis brazos están relajados, mis manos están relajadas, mis dedos están relajados, mi pecho está relajado, mi abdomen está relajado, mis piernas están relajadas, mis pies están relajados, los dedos de mis pies están relajados, todo mi cuerpo está completamente relajado».
- Imagina que un río fluye desde lo alto de tu cabeza hasta el pecho, el estómago y el abdomen. El río se divide entre las dos piernas y luego sale por la planta de los pies. Se va lejos de ti. Fluye, fluye, se hace cada vez más pequeño y finalmente desaparece. Mientras tanto, piensa que tu dolor se va con el riachuelo y te deja para siempre. Haz esta visualización una vez al día.

Masaje chino

- Péinate el cabello y frótate el cuero cabelludo con la punta de los dedos. Péinate desde la parte frontal a la nuca, y desde el centro hacia los lados. Acrecienta la fuerza que haces gradualmente, de menos a más, hasta que el cuero cabelludo se caliente.
- Aprieta y masajea suavemente el punto en la depresión situada en la base del cráneo hacia el exterior de los dos grandes músculos del cuello, los cuales puedes sentir al inclinar la cabeza (Vb20).

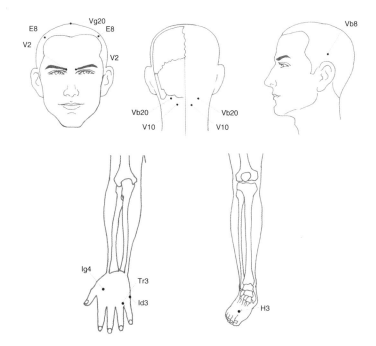

- Con el lateral interno del dedo meñique, golpea los espacios entre los dedos de la otra mano. Cambia de mano y repite el ejercicio.
- Para el dolor en los lados de la cabeza, añade lo siguiente:
  - ◆ Con la yema del pulgar, presiona, frota y masajea ligeramente ambas sienes. Empuja hacia la zona por encima de tus orejas (Vb8).
  - ◆ Presiona y masajea con suavidad el punto entre los dedos anular y meñique, en la depresión situada justo debajo de los dos nudillos (Tr3).
- Para el dolor en la parte frontal de la cabeza, añade lo siguiente:
  - ◆ Presiona y masajea ligeramente la depresión en el extremo interior de las cejas (V2).
  - ◆ Con el pulgar contra el índice, utiliza la otra mano para pellizcar y apretar con suavidad la parte superior de la piel al final del pliegue entre ambos dedos (Ig4).
- Para el dolor en la parte posterior de la cabeza, añade lo siguiente:
  - ◆ Presiona y masajea suavemente el punto de la nuca, justo por el interior de la línea del cabello, a dos dedos de distancia a ambos lados de la espina dorsal, en la depresión situada junto al gran músculo del cuello (V10).
  - ◆ Cierra ligeramente el puño. Presiona y masajea con suavidad el punto situado en el lateral de la mano, justo por debajo de la articulación del dedo pequeño, al final del pliegue de la articulación (Id3).

- Para el dolor en lo alto de la cabeza, añade lo siguiente:
  - ◆ Masajea ligeramente el punto localizado en el centro de la parte superior de la cabeza, en la línea imaginaria que une el extremo superior de ambas orejas (Vg20).
  - ◆ Presiona y masajea con suavidad el punto localizado a dos dedos de distancia del espacio entre el dedo gordo del pie y el segundo dedo (H3).

Callos y durezas

¿Qué es y cuál es su causa?

Los callos y las durezas son capas gruesas de piel muerta que se forman como consecuencia de una excesiva presión y fricción. Pueden aparecer en cualquier zona, pero son más comunes en manos y pies.

¿Cuándo debes acudir al médico?

Si tus callos o durezas te afectan a diario, visita a tu médico. Si padeces diabetes y aparte tienes callos o durezas en tus pies, debes acudir al médico.

¿Qué debes hacer en tu vida diaria?

- Lleva un calzado cómodo y bien adaptado. Lo mejor es tener unos tres pares de calzado cómodo para poder intercambiarlos y no llevar los mismos todo el tiempo.

¿Qué es lo que no debes hacer?

- No intentes cortarte las durezas tú mismo.

Remedios populares

- Frota las durezas con una piedra pequeña y lisa una vez al día.

- Pon los pies en remojo en agua caliente o templada durante treinta minutos al día (diez minutos tres veces al día). Hazlo durante un mes. Presta atención a la temperatura del agua.
- Pule el zapato por el interior, justo donde roza la dureza.

Masaje chino

- Lávate los pies con agua templada. Cuando veas la televisión, acaricia suavemente la zona del callo tanto como te sea posible. Hazlo durante un período prolongado.

Hierbas chinas

- Aplica pasta de hierbas:
  Ingredientes. Corteza de *Lycium barbarum*, alazor, aceite de sésamo.
  Procedimiento. Muele la corteza y el alazor en polvo fino. Mézclalo con aceite de sésamo para hacer una pasta y aplícala a la zona afectada durante cinco horas al día.

Cataratas

¿Qué es y cuál es su causa?

Las cataratas causan visión borrosa y débil debido a que los cristalinos de los ojos se nublan y se vuelven opacos. Otros síntomas habituales son la visión doble, la aparición de halos, un mayor sensibilidad a la luz y una percepción pobre de los colores. En casos serios, los cristalinos pueden mostrar un color blanco lechoso o amarillento. Junto al envejecimiento, otras causas pueden ser la diabetes, la sobreexposición a los rayos ultravioleta, fumar y la herencia genética.

¿Cuándo debes acudir al médico?

Si tienes algún problema ocular, visita a un especialista de la visión.

¿Qué debes hacer en tu vida diaria?

- Si es necesario, lleva gafas de sol protectoras de los rayos ultravioleta.
- Hay investigaciones que demuestran que beber al menos cinco tazas de té verde al día puede reducir el riesgo de sufrir cataratas.
- Toma suficiente vitaminas C y E.
- Toma más alimentos ricos en cinc como los cacahuetes, las semillas de sésamo, las judías, el pescado y el marisco.

¿Qué es lo que no debes hacer?

- No te expongas a luces intensas, altas temperaturas o soluciones químicas durante largo tiempo.
- No veas la televisión o leas durante más de una hora.
- No utilices luces alógenas, ya que provocan la contracción de las pupilas.
- No comas frituras o demasiados dulces.
- No fumes.

Remedios populares

- Camina por casa con los pies descalzos tanto como puedas. Pon cinco pelotas de golf en un recipiente poco profundo. Siéntate en una silla y, con las plantas de los pies, haz rodar las pelotas durante veinte minutos al día.

- Moja una toalla en agua caliente (a una temperatura cómoda para tu piel). Escúrrela y ponla sobre tus ojos y tu frente. Pon otra de la misma manera cuando la primera se haya enfriado. Repite el proceso diez veces, hasta que tu cabeza esté caliente. Hazlo cada mañana.

Terapia alimenticia

- Bebe té de crisantemo blanco:
  Ingredientes. 8 g de crisantemo blanco.
  Procedimiento. Lleva el crisantemo a ebullición con una taza y media de agua. Hierve a fuego lento durante diez minutos. Filtra y bebe la cocción, como un té, una vez al día.
- Toma sopa de guisantes y maíz:
  Ingredientes. 60 g de guisantes, 60 g de maíz.

Procedimiento. Añade los guisantes y el maíz a dos tazas de agua con sal para hacer una sopa. Cocina y toma una vez al día.

■ Bebe leche de soja con semillas negras de sésamo y nueces:
Ingredientes. 15 g de semillas de sésamo, 15 g de nueces, 300 ml de leche de soja, miel.
Procedimiento. Durante dos minutos, pasa por la sartén a fuego lento las semillas de sésamo y las nueces. Muele ambos ingredientes e incorpóralos a la leche de soja. Añade una cucharada sopera de miel. Tómala una vez al día.

■ Toma alubias negras, dátiles negros y alubias blancas secas:
Ingredientes. 30 g de alubias negras, 10 dátiles negros, 30 g de alubias blancas secas (disponibles en tiendas de alimentos chinos).
Procedimiento. Pon las alubias en remojo toda la noche. Pon todos los ingredientes en agua (que debe cubrirlos). Lleva a ebullición y cuece a fuego lento hasta que las alubias estén blandas. Toma esta cocción como merienda cada tarde.

Masaje chino

■ Ejercicios oculares:
◆ Frota las palmas de las manos entre sí hasta que se calienten. Sitúa el centro de las palmas sobre los ojos para sentir su calor. Repite este ejercicio diez veces.
◆ Cierra tus ojos durante cinco segundos.
◆ Cierra tus ojos. Mueve las órbitas oculares en el sentido de las agujas del reloj cinco veces. Muévelas en sentido opuesto otras cinco veces.
◆ Con las almohadillas de ambos dedos pulgares, presiona y masajea suavemente desde los extremos de los ojos hacia las sienes, detrás de las orejas y hasta la nuca. Lo repetimos durante dos minutos.

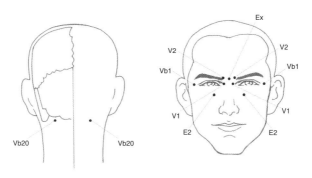

- Presiona y masajea con suavidad los siguientes puntos una vez al día:
  - ◆ Los puntos localizados en la depresión a medio pulgar de distancia de la esquina de los ojos (Vb1).
  - ◆ Los puntos situados a un dedo de distancia justo debajo del hoyo ocular, en línea con la pupila (E2).
  - ◆ Los puntos en la depresión justo en el extremo interior de los ojos (V1).
  - ◆ El punto situado justo entre las cejas (Ex).
  - ◆ Los puntos en la depresión justo en el extremo interno de las cejas (V2).
  - ◆ Los puntos localizados en la depresión justo debajo del cráneo, al exterior de los dos músculos mayores de la nuca, los cuales puedes sentir al inclinar la cabeza hacia adelante (Vb20).

Hierbas chinas

- Come lycium con arilos de longan *(Dimocarpus longan)*:
  Ingredientes. 8 g de fruto de lycium, 5 arilos de longan (fruta asiática). Ambos están disponibles en tiendas de comestibles chinos.
  Procedimiento. Echa las frutas a una olla con una taza de agua y lleva a ebullición. Cocina a fuego lento durante diez minutos. Come una vez al día.

Cervicales (dolor crónico)

¿Qué es y cuál es su causa?

El dolor de cervicales puede dividirse en dos categorías:
- **Dolor de nuca, espasmos o rigidez en la nuca.** La causa es sostener la cabeza en una posición inconveniente durante demasiado tiempo.
- **Espondilosis cervical o osteoartritis cervical.** Es un problema común entre las personas de una edad media y avanzada. Los síntomas son dolor, entumecimiento o rigidez en la cabeza, la nuca o los hombros. En casos serios, puede haber un dolor insoportable e incapacidad para rotar y subir la cabeza. La mayor parte de estos casos está causada por problemas de degeneración de las vértebras o calcificación de la nuca.

¿Cuándo debes acudir al médico?

Si tienes un dolor de cervicales repentino, debes acudir al médico. Si tienes un dolor de cervicales persistente o no hay signo de mejoría después del autotratamiento, visita a tu médico.

¿Qué debes hacer en tu vida diaria?

- Siéntate en una silla firme con un buen respaldo y mantén una postura correcta o utiliza algún soporte para tu espalda inferior. Mantén el nivel de tu cabeza tanto como te sea posible mientras trabajas y descansas. Cuando hables con alguien, gira la silla y pon tus brazos en el respaldo de la misma para relajar los músculos de la nuca.
- Duerme en colchones bien firmes y utiliza el cojín adecuado. No duermas sobre tu estómago.
- Aplicar una bolsa de agua caliente sobre la nuca puede ser de gran ayuda y aliviar el dolor. También puedes ponerte una toalla humedecida con agua caliente o utilizar un secador para aplicar aire templado sobre las cervicales y mantener una temperatura alta. Ten cuidado para evitar una posible quemadura.
- Tomar vitaminas C y E y sulfato de glucosamina de condroitina cada día puede ayudar a largo plazo.
- *Si tu dolor de nuca está causado por espondilosis cervical, primero debes consultar con tu médico sobre los ejercicios cervicales.* Si no es tu caso, puedes hacer los siguientes ejercicios para prevenir el dolor de nuca. Este tipo de ejercicios cambia la dirección de los movimientos normales de los hombros y del cuello en la vida diaria, puede mitigar el crecimiento de una prominencia ósea y aporta algún alivio al dolor.
  - ◆ Haz el ejercicio de saltar a la comba pero sin cuerda. Salta con la punta de los dedos. Rota tus brazos hacia adelante treinta veces. *Si tienes una edad avanzada, no hagas este ejercicio.*
  - ◆ Realiza el movimiento de encoger los hombros durante cinco minutos cada mañana.

¿Qué es lo que no debes hacer?

- Evita exponerte a condiciones de frío o humedad. Mantén siempre la nuca abrigada para que haya una buena circulación. Lleva camisetas y pijamas con cuello, incluso en verano.

- Evita los trabajos con el cuello inclinado durante largo rato y toma descansos. Ajusta la altura de tu escritorio para que sea un poco mayor.
- Cuando conduzcas o alguien te llame por detrás, no gires tu cabeza muy rápido. Cuando quieras levantar un objeto pesado, no utilices sólo tus piernas, ayúdate con todo el cuerpo. Esto ayudará a evitar lesiones del tejido blando del cuello.
- No lleves zapatos de tacón alto.

Remedios populares

- En un caso crónico, frota las cervicales con licor. Echa cuatro cucharadas soperas de licor en un recipiente pequeño de metal. Caliéntalo. Cúbrelo para apagar la llama. Moja un algodón en el licor y frota con él la nuca, una vez al día durante tres días. Si tienes alguna reacción alérgica, no continúes.
- Aplica tofu con vinagre:
  Ingredientes. Tofu, vinagre de arroz.
  Procedimiento. Corta una rodaja de tofu de 1 cm de ancho y pínchala con un tenedor para hacerle muchos agujeros. En casos agudos, pon el tofu en el congelador durante cinco minutos. Ponlo en remojo en el vinagre. Aplica en la zona dolorosa durante quince minutos. En casos crónicos, utiliza el microondas para calentar el tofu y aplica éste sobre la zona dolorida durante veinte minutos. Recalienta el tofu si es necesario. Si tienes alguna reacción alérgica en la piel, no continúes.
- En casos crónicos, aplica sal caliente con alubias negras y vinagre:
  Ingredientes. 100 g de alubias negras, 900 g de sal, 300 ml de vinagre de arroz.
  Procedimiento. Fríe las alubias durante tres minutos con poco aceite y a fuego lento. Machácalas en trozos pequeños. Mézclalas con sal y fríe de la misma manera durante otros cinco minutos. Añade el vinagre y remueve bien. Ponlo todo dentro de una bolsa de tela de algodón. Aplica en la zona dolorida una vez al día. Ten cuidado y evita quemarte.

Terapia alimenticia

- Si tu dolor cambia de lugar y empeora con las condiciones de frío o humedad, toma esta sopa de hierbas:
  Ingredientes. 30 g de polenta china, 4 g de canela en rama, 8 g de jengibre, 100 g de arroz.

Procedimiento. Pon la rama de canela y el jengibre en una olla. Añade un vaso de agua y lleva a punto de ebullición. Cuece a fuego lento durante diez minutos. Filtra la cocción. Añade dos tazas de agua a la cocción. Incorpora la cebada y el arroz y continúa cociendo hasta obtener una sopa de arroz. Toma dos veces al día.

- Si tienes un dolor punzante y fijo, que empeora por la noche, toma té chino de rosas:

    Ingredientes. 15 g de flor de rosa china fresca.

    Procedimiento. Pon el ingrediente en agua recién hervida y deja unos minutos. Bebe como si fuera una infusión.

Masaje chino

Masajea los puntos siguientes una vez al día. Puede que necesites pedirles a tus familiares o amigos que te ayuden.

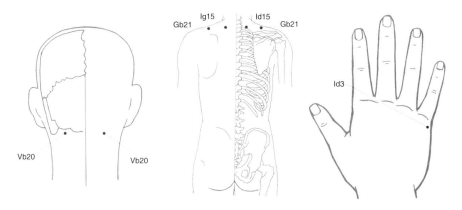

- Encuentra el punto doloroso de tus cervicales. Masajea y presiona suavemente ese punto.
- Mueve los dedos índice, corazón y anular de ambas manos a lo largo de los músculos junto a la columna para encontrar algún punto doloroso o algún nudo duro. Si encuentras algún punto así, masajéalo y apriétalo con suavidad.
- Presiona y masajea ligeramente los puntos situados en la base del cráneo, en el exterior de los dos músculos mayores de la nuca, los cuales puedes sentir al inclinar la cabeza (Vb20). Utiliza ambas manos para agarrar los músculos desde estos puntos hasta los hombros.
- Golpea suavemente los puntos situados detrás de las orejas, en la parte superior de los hombros (Vb21).

- Presiona y masajea con suavidad el punto situado a dos pulgares de distancia del exterior de la prominencia de las cervicales, es decir, del hueso que se nota al inclinar el cuello (Id15).
- Presiona y masajea ligeramente el punto localizado en el lateral de la mano, justo por debajo de la articulación del dedo meñique, al final del pliegue (Id3).

Hierbas chinas

- Aplica el parche de hierbas Shang Shi Zhi Tong Gao. Si tienes alguna reacción alérgica, no continúes.
- Aplica un parche calentador de hierbas llamado Moxibustión China.
- Si tu dolor cambia de lugar y empeora con el frío o la humedad, toma la hierba patentada Gu Ci Wan. Sigue las instrucciones.
- Si tienes un dolor punzante y fijo, que empeora por la noche, toma la hierba patentada Huo Lou Wan. Sigue las instrucciones.
- Si has tenido un dolor pesado durante largo tiempo, acompañado de mareos, debilidad de la espalda y las rodillas, y los síntomas empeoran con el esfuerzo, toma la hierba patentada Kang Gu Ci Zeng Sheng Wan. Sigue las instrucciones.

Ciática

¿Qué es y cuál es su causa?

La ciática es un dolor a lo largo del nervio ciático y de sus ramificaciones. El nervio comienza en la espalda y continúa a través de la cadera y la pierna. El dolor es pesado o agudo, mayoritariamente se localiza en una pierna y empeora por la noche. La inflamación de la raíz nerviosa o la compresión de la misma en la espalda son las causas principales de la ciática.

¿Cuándo debes acudir al médico?

Si tienes un dolor serio, visita a tu médico. Si después del autotratamiento durante tres días no aprecias resultados positivos o tienes entumecimiento de la pierna o de los pies, debes acudir al médico.

¿Qué debes hacer en tu vida diaria?

- Duerme en un colchón duro.
- Para casos agudos, utiliza compresas frías. Aplica, sobre la zona dolorida, un gel frío o una bolsa de plástico pequeña con hielo envuelto en una tela durante veinte minutos, tres veces al día. Después de uno o dos días, aplica un cojín caliente durante veinte minutos, muchas veces al día.
- Utiliza sillas con un respaldo firme y reposa tu espalda en ellas para evitar una presión concentrada sobre el nervio ciático. Si trabajas en un escritorio durante largo tiempo, ajusta la altura del escritorio y de la silla de forma adecuada. Pon un taburete pequeño o una caja bajo el escritorio. Pon los pies encima para que las rodillas queden por encima de la articulación de la pelvis. De esta manera, el nervio ciático tiene menos presión.
- Mantén tu espalda y tus extremidades calientes todo el tiempo.
- Ejercicios como nadar o caminar deben hacerse con regularidad.

¿Qué es lo que no debes hacer?

- Evita caminar bajo la lluvia. Si sudas, no te expongas al viento. Si te has mojado, cámbiate la ropa interior lo antes posible. Nunca duermas directamente en el suelo o te sientes en una piedra o en una superficie húmeda. La humedad y el frío son factores que pueden causar ciática.
- Evita cruzar las piernas cuando te sientes.

Remedios populares

- Aplica tofu con vinagre:
  Ingredientes. Tofu, vinagre de arroz.
  Procedimiento. Corta una rodaja de tofu de 0,5 cm de ancho. Hazle muchos agujeros con un tenedor. En casos agudos, pon el tofu en el congelador durante tres minutos. A continuación, empápalo en vinagre y aplícalo sobre la zona afectada durante quince minutos. En casos crónicos, utiliza un microondas para calentar el tofu y aplícalo sobre la zona dolorosa durante veinte minutos. Recalienta el tofu si es necesario. Si tienes alguna reacción alérgica, no continúes.
- En casos crónicos, saca el cepillo o la cánula de la aspiradora y, a baja potencia, utiliza la apertura del tubo para succionar los músculos de la espalda. Intenta levantar ligeramente el tubo, pero sin que deje de estar en contacto con la piel. Succiona durante diez segundos en cada zona dolorosa.

- Si tu dolor empeora con el frío, aplica pasta de cebolla verde:

  Ingredientes. 6 tallos blancos de cebolla verde.

  Procedimiento. Córtalos en rodajas pequeñas. Pásalas por la sartén hasta que se calienten y luego envuélvelas con una tela de algodón. Aplica sobre la zona dolorosa durante veinte minutos. Si tienes alguna reacción alérgica, no continúes.

Terapia alimenticia

- Toma zumo de verduras:

  Ingredientes. 300 g de zanahorias, 300 g de patatas, 210 g de apio, 230 g de manzanas, 30 ml de miel.

  Procedimiento. Con un exprimidor, obtén el jugo de las patatas, el apio, las zanahorias y las manzanas. Añade la miel. Bebe diariamente.

- Bebe licor de hierbas:

  Ingredientes. 30 g de salvia, 500 ml de vodka de 80º.

  Procedimiento. Corta la salvia en trozos pequeños. En una botella hermética, ponla a remojar en vodka durante quince días. Agita la botella cada día. Bebe 20 ml de licor, mezclado con 30 ml de agua, dos veces al día.

- Si la zona dolorosa se encuentra caliente, empeorando con el calor o en los días húmedos, haz la siguiente sopa:

  Ingredientes. 60 g de polenta china, 60 g de soja verde.

  Procedimiento. Pon la soja verde en remojo toda la noche. Añade cuatro tazas de agua y cuece a fuego lento hasta que esté bien hecha. Divide en dos porciones, bebe dos veces al día durante una semana.

- Si tu dolor empeora con el frío y se alivia con el calor, pero no mejora con el descanso, haz la siguiente sopa:

  Ingredientes. 4 g de jengibre seco, 8 g de *Poria cocos*, 5 dátiles rojos, 100 g de arroz, 1 cucharada sopera de azúcar moreno.

  Procedimiento. Envuelve el jengibre seco con una gasa. Pon las hierbas en una olla. Añade dos vasos de agua. Lleva a punto de ebullición. Cuece a fuego lento durante veinte minutos. Añade el arroz, los dátiles, el azúcar y otros dos vasos de agua. Continúa cociendo a fuego lento durante veinte minutos. Retira el jengibre seco. Divide en dos porciones y come dos veces al día durante tres días.

- Si tienes un dolor punzante fijado en una región sensible al tacto y que empeora por la noche, bebe la siguiente preparación vinosa:

  Ingredientes. 30 g de alazor, 30 g de salvia, 30 g de tallo de millettia, 2 l de vino chino de cocina.

Procedimiento. Pon las hierbas en remojo durante tres días. Bebe 20 ml cada vez, dos veces al día.

- Si experimentas un dolor pesado que empeora con el esfuerzo, y debilidad en la espalda y las rodillas, haz la siguiente sopa de arroz:

  Ingredientes. 60 g de ñame, 30 g de fruto de lycium, 100 g de arroz.

  Procedimiento. Envuelve el lycium en una gasa y ponlo en una olla. Añade dos tazas de agua y lleva a punto de ebullición. Cuece a fuego lento durante veinte minutos. Filtra la cocción y añade el arroz y dos tazas de agua más. Cuece otros veinte minutos. Toma una vez al día durante una semana.

Masaje chino

- Siéntate en una silla y con el puño cerrado pero no apretado, golpea suave y continuamente la zona inferior de tu espalda y la región sacra.
- Localiza la zona más dolorosa. Golpea esta zona muchas veces con el pulgar, luego masajea y presiona suavemente.
- Con las palmas de ambas manos, aprieta los músculos desde los muslos hasta la parte inferior de las piernas.
- Presiona y masajea el punto localizado un poco más arriba de la cintura, a dos dedos de distancia a ambos lados de la columna (V23).
- Presiona los puntos situados en los lados de ambos glúteos. Puedes encontrar este punto situando ambos pulgares en los huesos de la cadera. Abre bien las manos y abarca la espalda con ellas. El extremo de los dedos corazón indica este punto (Vb30).

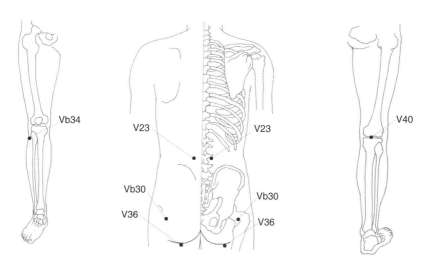

- Presiona el centro del pliegue donde se unen los glúteos y las piernas (V36).
- Siéntate en una silla y, con el pulgar, presiona suavemente el punto situado en el exterior de la pierna, bajo el borde inferior de la rodilla, en la depresión por debajo del punto de encuentro de los dos huesos de la pierna (Vb34).
- Utiliza el pulgar para presionar con suavidad el punto localizado en mitad del pliegue de la parte posterior de la rodilla (V40).

Hierbas chinas

- Toma las hierbas patentadas Mu Gua Wan, Du Huo Ji Sheng Wan o Píldora de Esencia de Vino. Sigue las instrucciones.
- Aplica un parche caliente con hierbas llamado Moxibustión China. Sigue las instrucciones.

Codo de tenista

¿Qué es y cuál es su causa?

El codo de tenista es una tendinitis. Los síntomas principales son dolor y sensibilidad en el interior y el exterior del codo. A menudo, está causado por pequeños desgarros en los tendones debido a movimientos excesivos y repetitivos o a giros repentinos del codo.

¿Cuándo debes acudir al médico?

Si tienes dolor durante más de una semana, visita a tu médico.

¿Qué debes hacer en tu vida diaria?

- Dale un descanso a tu brazo. Sé paciente y dale un tiempo para recuperarse.
- Poner el codo en remojo en agua caliente durante diez minutos o aplicar un cojín caliente varias veces al día puede ayudar.

- Mantén siempre tu codo caliente. Corta unos trozos de tela gruesa y cóselos en las mangas de tus ropas. También puedes cortar por la mitad unos calcetines viejos y grandes y ponértelos en los hombros mientras duermes. No deben apretarte, ya que dificultarían la circulación de la sangre.
- Caminar treinta minutos al día, mientras balanceas de forma natural los brazos, puede ayudar.
- Trata de llevar una codera.

¿Qué es lo que no debes hacer?

- No hagas movimientos de flexión o rotación con tu codo o antebrazo. Mantén caliente siempre tu antebrazo y tu muñeca. Descansa entre las actividades que hagas.

Remedios populares

- Haz vaporizaciones con pimentón: Pon algunos pimientos secos en un recipiente de metal. Tuéstalos al aire libre y, mientras tanto, pon el codo de manera que le llegue el humo. Hazlo durante diez minutos al día.
- Aplica fruto de fresno, jengibre y cebolla:
  Ingredientes. 100 g de fruto de fresno espinoso, 15 g de jengibre fresco, 6 tallos blancos de cebolla verde.
  Procedimiento. Corta el jengibre en trozos pequeños. Pon todos los ingredientes en una bolsa de algodón. Aplica la bolsa encima de tu codo durante treinta minutos. Pon una manta térmica encima de la bolsa. Hazlo dos veces al día durante siete días. Si tienes una reacción alérgica, no continúes.
- Corta calcetines viejos y grandes por la mitad para que entren en tu brazo. Pon el codo en remojo en vodka. Lleva el calcetín en el antebrazo y envuélvelo con plástico transparente y fino. Debe ir flojo para permitir la circulación de la sangre. Aplica encima una manta térmica durante treinta minutos. Hazlo una vez al día, pero si tienes alguna reacción alérgica, no continúes.

Masaje chino

Escoge los siguientes puntos y masajea una vez al día:
- Con la palma de la mano, frota y masajea ligeramente los músculos alrededor del codo durante dos minutos. Con el pulgar o el índice, presiona y

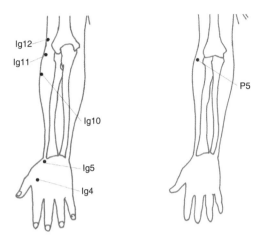

masajea con suavidad la región dolorida y su zona circundante durante dos minutos.

- Con el borde interno de la mano, presiona hacia abajo los músculos del lateral del brazo afectado, desde arriba hasta la muñeca. Hazlo durante un minuto. Utilizando la palma de la mano, frota la parte afectada desde el hombro hasta la muñeca. Hazlo también durante un minuto.

- Con los dedos y el talón de la mano, agarra tu brazo y masájealo frotando desde el hombro hasta la muñeca durante un minuto.

- Con los dedos pulgar, índice y corazón, agarra los puntos siguientes durante un minuto:
  - ◆ Con el brazo flexionado por delante de tu pecho, el punto Ig11 se encuentra al final del pliegue de la articulación del codo.
  - ◆ Con tu pulgar contra el dedo índice, el punto Ig4 está justo al final del pliegue entre ambos dedos.

- Utilizando el pulgar, presiona suavemente y masajea los siguientes puntos durante un minuto. Mientras tanto, flexiona y estira el antebrazo:
  - ◆ Con el brazo flexionado por delante de tu pecho, el punto Ig11 está al final del pliegue de la articulación del codo.
  - ◆ El punto Ig10 se halla a dos pulgares de distancia por debajo del punto Ig11.
  - ◆ El punto Ig12 está a un pulgar de distancia de Ig11.
  - ◆ El punto P5 está situado en el interior del pliegue del codo, en la parte exterior de la depresión del tendón.
  - ◆ El punto Ig5 se encuentra en el revés de la mano, justo en el pliegue exterior de la muñeca donde la depresión se encuentra con la línea del pulgar.

Hierbas chinas

■ Aplica el parche caliente de hierbas llamado Moxibustión China. Sigue las instrucciones.

■ Aplica el parche de hierbas patentado llamado Shang Shi Zhi Tong Gao. Si tienes alguna reacción alérgica, no continúes.

Colesterol (alto)

¿Qué es y cuál es su causa?

Un nivel alto de colesterol significa que tu corriente sanguínea se enfrenta a problemas con la grasa. Tienes demasiada LDL (*Low Density Lipoprotein*, «lipoproteína de baja densidad»), el llamado colesterol «malo». Éste puede depositarse en los conductos sanguíneos y crear más riesgo de sufrir enfermedades coronarias, derrames cerebrales y desórdenes vasculares. También puede ocurrir que carezcas de HDL (*High Density Lipoprotein*, «lipoproteína de alta densidad»), el colesterol «bueno». Éste elimina el colesterol nocivo de tu cuerpo. Los niveles altos de colesterol los crea principalmente una dieta excesiva o un problema genético.

¿Cuándo debes acudir al médico?

Debes hacerte análisis periódicamente. Si un niño o una niña tienen un historial familiar con problemas de colesterol alto o enfermedades cardiovasculares, también deben visitar a un médico.

¿Qué debes hacer en tu vida diaria?

■ Cambia tus hábitos alimenticios. Si no desayunas y comes demasiado para cenar, tus niveles de colesterol serán mucho más altos que si haces tres comidas diarias regularmente. Asegúrate de tomar un buen desayuno. Come ligero. Deja de comer cuando te sientas un 70% lleno y vivirás mucho más.

■ Presta mucha atención a lo que comes:
  ◆ Sé consciente de que los huevos, las vísceras, el queso, la grasa de cerdo y los postres de tipo occidental tienen un alto nivel de colesterol.

◆ Come alimentos ricos en omega 3 y fibras solubles. Principalmente, come pescado, setas, verduras, frutos secos y cereales, como el apio, las zanahorias, el maíz, la patata, los cacahuetes, las nueces y los granos. También come ajo, cebolla, soja, frutos de espino, soja verde, tofu, setas secas chinas, semillas de girasol, dátiles rojos y algas. Come frutas como el kiwi, la manzana y la naranja.

◆ Toma té verde como, por ejemplo, el Wu Long.

◆ Bebe vino de manera moderada.

◆ Incluye el vinagre de arroz en tu dieta.

◆ Haz ejercicios regularmente. Las investigaciones demuestran que el ejercicio físico puede hacer aumentar los niveles del colesterol «bueno» y que desciendan los del «malo».

¿Qué es lo que no debes hacer?

■ Nunca comas ni bebas demasiado en una sola comida.

■ No fumes.

■ No tengas una vida estresante, la cual podría hacer aumentar tu nivel de colesterol.

Remedios populares

■ Toma 4 g de levadura de arroz rojo al día.

Terapia alimenticia

■ Toma 8 g de ajo en una vez dos veces al día. Si sientes alguna molestia en el estómago, deja de tomarlo. O, también, puedes tomar un kiwi al día o 15 g de semillas de girasol al día. Hazlo durante un mes.

■ Toma cacahuetes con vinagre:
   Ingredientes. Vinagre de arroz, cacahuetes con piel roja.
   Procedimiento. Pon cacahuetes en remojo en vinagre durante diez días. Come diez o quince cacahuetes en una vez dos veces al día.

■ Toma zumo de pimiento morrón:
   Ingredientes. 2 pimientos morrones.
   Procedimiento. Corta los pimientos por la mitad. Sácales las semillas. Utiliza un exprimidor para obtener jugo de pimiento. Añade media taza de agua y unas gotas de aceite de oliva. Toma dos cucharadas soperas cada vez, dos veces al día.

- Toma hongos blancos y negros con azúcar glasé:

    Ingredientes. 8 g de hongos blancos, 8 g de hongos negros, 8 g de azúcar glasé.

    Procedimiento. Pon los hongos en remojo en agua caliente durante tres horas. Lávalos con cuidado. Cocínalos al vapor durante una hora. Come los hongos y bebe el líquido.
- Toma algas con soja verde:

    Ingredientes. 15 g de alga marina seca, 15 g de soja verde, 15 g de azúcar moreno.

    Procedimiento. Pon las alubias y las algas en remojo toda la noche. Corta las algas en trozos de 2 cm de largo. Añádelas, junto con tres tazas de agua, a una olla y lleva a punto de ebullición. Cocina a fuego lento hasta que la soja verde esté blanda. Divide la cocción en dos porciones. Come una porción, con el azúcar, dos veces al día.

Hierbas chinas

- Toma 2 g del llamado polvo de ginseng dos veces al día.
- Toma té de fruta de lycium. Pon 4 g de fruta de lycium en agua recién hervida. Deja unos minutos y bebe como una infusión.

Cólicos

¿Qué es y cuál es su causa?

Es el llanto persistente de un bebé sin ningún problema aparente de salud. La causa de estos arrebatos periódicos e intensos puede ser difícil de descifrar.

¿Cuándo debes acudir al médico?

El llanto persistente puede ser un signo de un problema de salud subyacente. Debes llevar al niño al pediatra cuando aprecies cualquier signo de cólico.

¿Qué debes hacer en tu vida diaria?

- Alimenta al niño en una posición derecha y hazlo eructar a menudo. Si lo alimentas con un biberón, haz que eructe cada 30 ml.

■ Observa cuidadosamente al niño, puede tener hambre, mucha calor, picadas de insectos, la nariz cargada, etc.

¿Qué es lo que no debes hacer?

■ Como madre lactante, no debes comer alimentos picantes o cualquier cosa que contenga cafeína. Ingiere pocos plátanos, tomates, mandarinas y fresas. Estos alimentos pueden tener un impacto indirecto en tu hijo si lo estás amamantando. Deja de comer estos alimentos durante cinco días y observa si el niño llora menos. Haz la misma prueba con productos lácteos.

■ No amamantes demasiado a tu hijo antes de acostarlo.

Remedios populares

■ Graba los llantos de tu hijo. Cuando llore de nuevo, ponle la grabación para que la oiga.

■ Hierve un huevo y déjalo con la cáscara intacta. Deja que el huevo repose hasta que esté templado. Toca el huevo para comprobar si la temperatura será cómoda para la piel de tu hijo. Si lo es, pon el huevo en el ombligo del niño y hazlo rodar de adentro hacia afuera, haciendo una espiral. Luego hazlo rodar al revés, de afuera hacia adentro.

■ Aplica sal caliente:

Ingredientes. 90 g de sal, 2 tallos blancos de cebolla verde.

Procedimiento. Fríe la sal a fuego lento y con poco aceite hasta que se caliente. Añade los tallos de cebolla. Calienta un minuto más. A continuación, ponlo todo en una bolsa de algodón de 6 x 6 cm (recuerda hacer una prueba en tu piel) y aplícala sobre el abdomen de tu hijo durante cinco minutos antes de acostarlo. Ten mucho cuidado en comprobar que la temperatura es correcta.

■ Envuelve a tu hijo en una manta.

Masaje chino

■ Realiza el siguiente masaje media hora antes de acostar a tu hijo. Utiliza algún aceite de masaje para su piel.

◆ Utiliza la punta de tu uña para presionar suavemente cinco veces el punto central en el talón de la palma de la mano del niño. Utiliza el dedo corazón para masajear apretando con suavidad el mismo punto cien veces. Hazlo en las dos manos del niño.

◆ Utiliza ambas manos para frotar ligeramente la primera articulación de los dedos de tu hijo, treinta veces cada una. Hazlo en sus dos manos.

■ Si el niño tiene las extremidades frías, el abdomen inferior frío y sus heces son verdosas, utiliza tu pulgar para presionar suavemente cien veces, en la parte anterior de su antebrazo, la línea imaginaria que, desde su pulgar, llega hasta su muñeca y su codo. Hazlo en ambos brazos.

■ Si el niño está irritable, y tiene la cara rojiza y las manos y el abdomen calientes, utiliza tu dedo índice para presionar suavemente cien veces la parte anterior de su antebrazo, desde el centro del pliegue de la muñeca hasta el centro del pliegue del codo. Hazlo en ambos brazos.

■ Si el niño tiene sobresaltos y se irrita durante el sueño llorando y gritando de repente, utiliza la uña de tu pulgar para presionar con cuidado el punto situado en el segundo pliegue de su muñeca (en la parte anterior). Hazlo cinco veces. Luego masajea y presiona suavemente este punto cien veces. Hazlo en ambas manos.

■ Si tu hijo tiene poco apetito, reflujo o el abdomen inflado, frótale suavemente el abdomen inferior durante cinco minutos. Antes de masajear el abdomen, frótate las manos entre sí hasta que se calienten. Hazlo tres veces al día.

Congelaciones

¿Qué es y cuál es su causa?

La congelación es el daño de la piel y de los tejidos subyacentes debido a una exposición prolongada a fríos extremos. Ésta empieza con una sensación de hormigueo a la cual le sigue el entumecimiento. La piel se vuelve roja y dolorosa. En casos serios se producen heridas de color rojo o incluso púrpura. En la mayoría de los casos ocurre en las manos, en los pies, en la nariz y en las orejas.

¿Cuándo debes acudir al médico?

Si tienes una congelación seria, necesitas acudir al médico.

¿Qué debes hacer en tu vida diaria?

■ Lleva ropa y calzado holgado y de abrigo para tener una mejor circulación sanguínea local.

- Si el tuyo es un estadio inicial (sin heridas abiertas), pon tus manos o pies en remojo en parafina de baño (disponible en grandes almacenes). Hazlo una vez al día y sigue las instrucciones. Después, aplica gel de aloe vera 100% a la zona afectada.
- En un estadio inicial, puedes poner tus manos o pies debajo de una bombilla durante veinte minutos. Mantén una distancia que te sea cómoda y te permita notar el calor. Hazlo dos veces al día y aplica gel de aloe vera 100% en la zona afectada.

¿Qué es lo que no debes hacer?

- No frotes la zona afectada con nieve o pongas los pies o las manos en agua fría. Tampoco utilices agua caliente para calentar la zona afectada. No utilices fuego para calentar la zona afectada.
- Si sientes picor, no te rasques.

Remedios populares

- Aplica cerezas. Primero extrae los huesos. Si la zona afectada no es muy grande, aplica las cerezas directamente sobre ésta. Si no es así, machaca primero varias cerezas, envuélvelas en una gasa, y aplícalas en la zona afectada entre tres y cinco horas al día. También puedes frotar esa zona con vino de cereza:
  Ingredientes. 250 g de cerezas (mejor si no están completamente maduras. Si no encuentras cerezas frescas, utiliza las enlatadas), 500 ml de vodka de 80°.
  Procedimiento. Pon las cerezas en remojo en el vodka durante una semana. Utiliza un algodón para aplicar el brebaje en la zona afectada cinco veces al día.
- Lávate con granos de pimienta. Muele 8 g de granos de pimienta. Añade una taza de agua y lleva a ebullición. Lava la zona afectada mientras la cocción esté todavía caliente dos o tres veces al día. Si tienes alguna reacción alérgica, no continúes.
- Aplica cactus. Primero retira las espinas del cactus, y luego machácalo hasta convertirlo en una pasta. Aplica a la zona afectada. Envuelve con una gasa. Cambia una vez al día.

Control de peso

¿Qué es y cuál es su causa?

Perder peso ha sido siempre la resolución preferida para comenzar cada nuevo año. Mantener una pérdida de peso es un problema que no es fácil de solucionar. Sin embargo, el control de peso es un tema de salud y puede tratarse. Conserva esta meta en tu mente y tu esfuerzo perseverante y paciente traerá frutos.

¿Cuándo debes acudir al médico?

Necesitas consultar con tu médico para asegurarte de que tu programa de pérdida de peso encaja con tu salud y constitución física.

¿Qué debes hacer en tu vida diaria?

- Establece un horario para hacer ejercicio y cúmplelo. Camina siempre que te sea posible. Resiste la tentación de encontrar excusas para el ejercicio, ya que una vez que lo dejas es difícil volver a continuar.
- Controla tu dieta. Come menos cantidad pero más veces al día. Toma sopa antes de comer, de esta manera no tendrás tanta hambre. Come menos alimentos dulces, salados y fritos. Añade vinagre de arroz a tu dieta, los aminoácidos del vinagre pueden convertir tu grasa en energía y acelerar el metabolismo. Come más ajo, col, zanahorias, apio, tomates, pepino, soja, raíz de taro, manzanas, papaya, naranjas, soja germinada y melón de invierno. Estos productos se llaman «alimentos de pérdida de peso».
- No importa qué métodos utilices para perder peso, necesitas ser persistente y aplicar los métodos durante un largo período de tiempo.

¿Qué es lo que no debes hacer?

- No bebas alcohol, ya que tiene un alto contenido calórico. Evita los alimentos sobrestimulantes como los picantes y la cafeína.
- No comas mucho para cenar. Por la noche somos menos activos y tenemos menos oportunidades para quemar calorías.
- No dejes de comer o reduzcas drásticamente tu ingesta de alimentos para perder peso. Una pérdida gradual de peso es mucho más saludable que una pérdida repentina.

Remedios populares

- Toma baños con hierbas:

  Ingredientes. 450 g de pieles de melón de invierno, 320 g de pieles de *Poria cocos* y 120 g de papaya.

  Procedimiento. Hierve los ingredientes con suficiente agua. Retira los sólidos y añade la cocción a tu bañera (ya preparada con agua). Báñate así cada día durante un mes.

- Haz ejercicios como saltar a la cuerda o subir escaleras durante un período largo de tiempo. Si subes escaleras durante diez minutos, quemas más calorías que las que eliminarías andando. Podrás ver cómo se reduce la talla de tu cintura .

- Alterna duchas frías y calientes. Empieza con agua caliente y luego cambia a agua fría. Repite tres veces. Acaba con agua caliente. No cojas frío.

Terapia alimenticia

- Come plátanos cocidos:

  Ingredientes. 1 plátano maduro.

  Procedimiento. Pela el plátano y córtalo en trozos. Ponlos en una sartén con una taza de agua. Lleva a punto de ebullición. Cuece a fuego lento durante diez minutos. Come un plátano al día durante un período prolongado.

- Toma sopa de hojas de loto:

  Ingredientes. 4 g de hojas de loto (disponibles en herboristerías chinas).

  Procedimiento. Lava las hojas. Ponlas en remojo toda la noche. Córtalas en trozos. Añade dos vasos de agua y lleva a punto de ebullición. Cuece a fuego lento durante diez minutos. Divide en dos porciones para dos días. Bebe tres veces al día. Calienta antes de beber.

- Toma sopa de alubias rojas pequeñas:

  Ingredientes. 60 g de alubias rojas pequeñas.

  Procedimiento. Pon las alubias en cuatro vasos de agua toda la noche. Lleva a punto de ebullición. Cuece a fuego lento durante una hora. Toma 100 ml cada vez, tres veces al día.

- Toma la mezcla siguiente cada día: 1 cucharada sopera de vinagre de arroz, 1/2 cucharada sopera de miel y 3 cucharadas soperas de agua caliente.

Masaje chino

- Hazte el siguiente masaje tumbado en la cama. Aplícatelo antes de levantarte por la mañana y antes de dormirte por la noche:
  - ◆ Pon la palma derecha de tu mano encima del ombligo. Cúbrela con la otra palma. Frota tu abdomen en la dirección opuesta a las agujas del reloj y hacia afuera. Hazlo cien veces.
  - ◆ Pon la palma de la mano izquierda, cubierta con la derecha, sobre el ombligo. Empieza en un lateral del ombligo y frota en la dirección de las agujas del reloj hacia adentro. Hazlo cien veces.
  - ◆ Pon las palmas en el abdomen, empuja hacia la zona pélvica cien veces.
  - ◆ Pon tu palma derecha en el borde inferior de tus costillas. Frota hacia tu ingle izquierda cincuenta veces. Haz lo mismo con el otro lado.
  - ◆ Finalmente, presiona y masajea tus brazos y piernas durante diez minutos.
- Prepara una toalla grande. Para protegerte la piel, aplica maicena o aceite de masaje sobre tu cintura, que debe estar descubierta. Ponte de pie con los pies separados a la distancia de los hombros. Coge la toalla por ambos extremos y frota con ella tu cintura, por delante y por detrás. Hazlo hasta que tu piel adquiera calor y color.

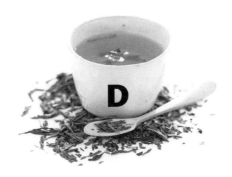

Depresión

¿Qué es y cuál es su causa?

Esta condición se caracteriza por una sensación general de tristeza y desespera-
ción. Otros signos son el insomnio y el retraimiento de las actividades cotidianas.
Las enfermedades, los traumas psicológicos y el estrés prolongado pueden origi-
nar la depresión. Aquí nos centraremos en la depresión causada por el estrés.

¿Cuándo debes acudir al médico?

Al igual que con los trastornos de humor como la ansiedad, el límite para pedir
ayuda médica puede ser muy ambiguo. Cuando la depresión afecte a tu vida
cotidiana, debes acudir al médico.

¿Qué debes hacer en tu vida diaria?

- Duerme lo suficiente. Pon tus pies en remojo en agua caliente durante
  diez minutos antes de acostarte. Esto te ayudará a dormir.

- El ejercicio físico regular juega un papel muy importante en el tratamiento para la depresión. El ejercicio hace que tu cuerpo produzca ciertos elementos químicos que «levantan» tu estado de ánimo. Además, te aporta la sensación de haber logrado algo y estar todavía bajo control. Esto contrarrestará el sentimiento frustrante de la depresión. Un paseo rápido de treinta minutos por la mañana, hacia la salida del Sol, es una buena elección.
- Trata de vencer todo sentimiento de celos, ya que puede causar muchos problemas emocionales y formar un círculo vicioso. Esta emoción es aún peor que el enfado.
- Come alimentos nutritivos ricos en calcio y aminoácidos como la leche, las judías, el pescado, el marisco, el pollo, la ternera, los plátanos y los dátiles. La falta de ciertas vitaminas o minerales puede contribuir al ánimo depresivo.
- Relaciónate. Empieza algún tipo de actividad social.
- Ponte frente al espejo y sonríete, al menos durante un minuto, dos veces al día.
- Sé consciente de que algunos medicamentos pueden causar depresión. Consulta con tu médico.

¿Qué es lo que no debes hacer?

- No suprimas tus sentimientos. Encuentra alguien en quien confíes mucho y ábrete a él o a ella. Deja surgir tus emociones y llora si sientes la necesidad. La expresión emocional es una necesidad buena y natural para la salud mental. Cuando compartes con los demás, la toxicidad desaparece.
- No hables de temas tristes mientras comas. No hagas ningún tipo de trabajo intelectual veinte minutos antes y después de tus comidas.

Remedios populares

- Con frases cortas, escribe en un papel todas las frustraciones, molestias y enfados que te afligen. Repite las frases cortas tanto como puedas. Cuando hayas terminado, quema el papel (donde no haya peligro de causar un accidente) y mira cómo se convierte en cenizas. Deposita las cenizas en un lugar con viento y deja que éste se las lleve. Hazlo una vez al día.
- Intenta escuchar un tema musical triste. Funciona con alguna gente. En China, este remedio se conoce como «utilizar la toxina para atacar la toxina». Si sientes que a ti no te funciona, cambia a una música divertida y feliz.

- Camina en un jardín de flores tanto como te sea posible. Hay estudios que demuestran que tener más de un 25% de color verde en nuestro campo de visión nos hace más tranquilos y felices. Por la misma razón, si tienes un jardín pasa más tiempo en él.
- Utiliza un peine de madera para masajearte con él desde la frente hasta la nuca y desde el medio hacia los lados. Aplica una fuerza que te sea cómoda. Las puntas del peine no deben ser puntiagudas.
- Tratarte el pie puede moderar tu sistema autónomo, el cual juega un papel muy importante en la depresión.
    - ◆ Pon tus pies en remojo en agua caliente (tanto como te sea cómoda) durante veinte minutos cada día. Si el agua alcanza las pantorrillas, obtendrás un mejor resultado. Después del remojo, rota los pies veinte veces cada uno. Utiliza la mano para hacer rotar cada dedo veinte veces en el sentido de las agujas del reloj. Y luego veinte veces más en sentido contrario. Mientras haces este ejercicio, repítete en silencio: «Ahora soy feliz».
    - ◆ Utiliza un cepillo del cabello para golpearte la planta de los pies durante cinco minutos. Pon especial atención en el punto bajo la bola del pie, a un tercio de distancia entre los dedos y el talón (R1). El cepillo estimula las plantas de los pies como lo harían un manojo de agujas de acupuntura (ver ilustración en la página 95).
    - ◆ Utiliza una botella de plástico vacía para golpear tus pies descalzos (los empeines, las plantas y los costados) durante tres minutos. Sigue golpeando rítmicamente, alrededor de tres golpes por segundo, unas treinta veces en cada zona.
- Masajea tus orejas. Siéntate en una silla y utiliza los pulgares y el exterior de los dedos índices para agarrarte las orejas y tirar de ellas en diferentes direcciones (arriba, abajo, horizontalmente, etc.) durante treinta segundos. Agárrate otro punto de las orejas y repite el mismo proceso. Mientras tanto, inhala y exhala despacio y profundamente.

Terapia alimenticia

- Come nueces con leche:
    Ingredientes. 60 g de semillas de sésamo, 60 g de nueces, 8 g de frutos de hinojo, 50 ml de leche, 50 ml de aceite de sésamo, 50 ml de miel, 60 g de azúcar glasé.
    Procedimiento. Muele las nueces, las semillas de sésamo y los frutos de hinojo hasta hacer un polvo fino. Añade el azúcar, la miel, el aceite de sésamo y la leche. Cocina a fuego lento durante treinta minutos. Dé-

jalo enfriar, ponlo en un recipiente tapado y guárdalo en el frigorífico. Toma 8 g cada vez, tres veces al día.

Qi gong

Practica uno de los siguientes ejercicios (el que te resulte más cómodo). Si sientes que los ejercicios no encajan contigo, no los hagas.

- Por la mañana, cuando el Sol acaba de salir, ponte de pie frente a él en un lugar tranquilo. Separa los pies entre sí a la distancia de los hombros. Alza tus manos al Sol con las palmas hacia arriba, como si lo abrazaras. Pon la lengua contra el paladar en la zona posterior de tus dientes superiores. Respira con naturalidad. Inhala y visualiza cómo la esencia del Sol baja a tus manos. Pon las manos, una encima de la otra, sobre tu cabeza. Cierra los ojos. Imagina que la esencia del Sol se vierte en tu cuerpo a través de la coronilla. Luego, exhala. Repite este procedimiento cinco veces. En la medicina china, el Sol es yang y la Luna es yin. La esencia del Sol ayudará a equilibrar tu cuerpo.
- Haz el ejercicio del río del espíritu armonioso. Ver la sección ansiedad.

Terapia de luz

También puedes intentar una terapia de luz, en la cual te expones a una luz intensa emitida por una especie de caja especialmente construida. Hay investigaciones que aseguran que la luz puede causar algunos cambios en la neuroquímica del cerebro y, por tanto, tener un efecto antidepresivo.

Masaje chino

- Pon las palmas de las manos en tu pecho. Aprieta suavemente a lo largo de las costillas, desde dentro hacia afuera.
- Presiona y masajea con suavidad los siguientes puntos durante un minuto:
  - ◆ El punto localizado a dos pulgares de distancia por encima del pliegue anterior de la muñeca, entre los tendones, justo donde suele llevarse el reloj (Mc6).
  - ◆ El punto situado a cuatro dedos de distancia por encima del maléolo interno, justo por detrás de la tibia (B6).
  - ◆ La depresión en el lado interno del pliegue anterior de la muñeca, en línea con el dedo meñique (C7).

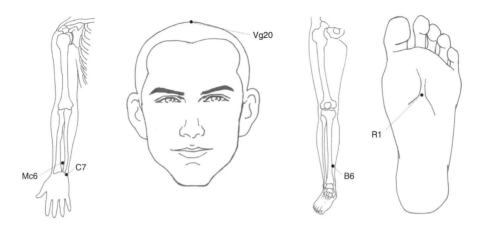

◆ El punto situado en el centro de la protuberancia craneal, en línea con las dos puntas superiores de las orejas (Vg20).

Hierbas chinas

■ Toma la hierba patentada Xiao Yao Wan. Sigue las instrucciones.

Deseo sexual (disminuido)

¿Qué es y cuál es su causa?

El deseo sexual hipoactivo no está sólo relacionado con el envejecimiento. También podría estar vinculado con las enfermedades físicas, la medicación, el estrés o los factores psicológicos. A veces, el dolor durante el acto sexual o las expectativas irracionales pueden contribuir a la pérdida de interés por el sexo. Los síntomas incluyen la disminución del deseo y la falta de fantasías sexuales.

¿Cuándo debes acudir al médico?

Si tus deseos sexuales han estado bajos durante un largo período de tiempo, afectando a la relación con tu pareja, o si no sientes mejoría después del autotratamiento, acude al médico.

¿Qué debes hacer en tu vida diaria?

- La frecuencia sexual debe seguir las leyes de la naturaleza. Sólo debes tener relaciones sexuales cuando tus condiciones físicas y mentales estén en forma. Si notas que tienes menos deseo, considera el hecho de dormir en otra habitación durante algunos días. Dale a tu sistema nervioso y endocrino algún tiempo para ajustarse al nivel normal.
- Come más gambas, cordero, ternera, ñame chino, zanahorias, tortuga y nueces. En la medicina china, estas sustancias fortalecen los órganos sexuales.
- Tomar un baño caliente antes del acto sexual puede mejorar la circulación sanguínea en tus órganos sexuales.
- Sé consciente de que algunos medicamentos pueden provocar un menor apetito sexual.
- Si tienes estreñimiento, trátate lo antes posible. En muchos casos, el estreñimiento puede hacer perder el apetito sexual.

¿Qué es lo que no debes hacer?

- No pienses en el sexo como un trabajo que tienes que hacer. Piensa en ello como un reflejo natural de los sentimientos de la pareja. Cualquier gesto romántico, besos y caricias juegan un papel importante en hacer que tú y tu pareja seáis más deseables el uno para el otro.
- No consumas alcohol. Para las mujeres, el hecho de beber de forma moderada puede incrementar el deseo sexual. Pero si te emborrachas, tu deseo empeorará. Bebe menos café y té fuerte.

Remedios populares

- Toma sopa de arroz con lycium:
    Ingredientes. 60 g de arroz, 30 g de fruta de lycium.
    Procedimiento. Añade tras tazas de agua al arroz y cuece durante veinte minutos para hacer sopa. Cinco minutos antes de que esté hecho, añade la fruta de lycium. Toma la sopa como prefieras.
- Toma jalea real:
    Ingredientes. 60 ml de jalea real, 60 ml de miel.
    Procedimiento. Mézclalas bien. Toma 15 ml cada vez, una o dos veces al día.
- Toma gambas con ñame chino:

Ingredientes. 250 g de gambas, 250 g de ñame chino, aceite de cocina, sal.

Procedimiento. Fríe las gambas con poco aceite y a fuego lento hasta que estén bien hechas. Corta el ñame en tiras de 2 cm. Pasa el ñame por la sartén con un poco de aceite. Añade sal y mezcla con las gambas. Come una vez a la semana.

- Come salamanquesa con vello de cuerno de ciervo:

Ingredientes. 2 salamanquesas, 24 g de vello de cuerno de ciervo, vino de cocina chino (estos ingredientes están disponibles en herboristerías chinas).

Procedimiento. Pon las salamanquesas en remojo toda la noche. Córtales la cabeza y las patas y quítales la piel negra. Ponlas a secar a fuego muy bajo sobre una lámina de aluminio. Hornea ligeramente el vello de cuerno de ciervo. Muele ambos ingredientes hasta obtener un polvo fino. Toma 4 g de este polvo con vino de cocina chino antes de acostarte. Si te sientes irritable o incómodo, deja de tomarlo.

Hierbas chinas

- Si piensas que la causa es el abatimiento (es decir, te sientes cansado con el sexo) y eres mujer, toma la hierba patentada Wu Ji Bai Feng Wan; si eres hombre, toma la hierba patentada Nan Bao. Sigue las instrucciones.
- Si piensas que la causa es el estrés y eres mujer, toma la hierba patentada Dan Zhi Xiao Yao Wan; si eres hombre, toma la hierba patentada Xiao Yao Wan. Sigue las instrucciones.

Diabetes

¿Qué es y cuál es su causa?

Es una enfermedad causada por el mal funcionamiento en la regulación de los niveles de glucosa. Los síntomas son orina frecuente, sed excesiva, alto consumo de líquidos y hambre. La diabetes de tipo 1 se caracteriza por la poca o nula producción de insulina por el páncreas. La insulina es la hormona que necesita el cuerpo para reducir los niveles de glucosa en la sangre. La diabetes de tipo 2 se caracteriza por la incapacidad del cuerpo para utilizar correctamente la insulina existente. Ambos tipos pueden causar altos niveles de glucosa en la sangre, disfunción a la que seguirán otras muchas complicaciones serias.

¿Cuándo debes acudir al médico?

La mayoría de los casos de diabetes no manifiesta ningún síntoma al principio. Si tienes antecedentes familiares de diabetes o tienes los síntomas mencionados anteriormente, debes acudir al médico. Si un especialista te ha diagnosticado diabetes, siempre deberás estar bajo supervisión médica.

¿Qué debes hacer en tu vida diaria?

- Mantén tu ánimo alto y optimista. Hay investigaciones que demuestran que los factores psicológicos juegan un papel muy importante en la salud. Cada disgusto emocional provocará una subida del nivel de azúcar.
- Necesitas una dieta establecida para cada comida. Un profesional debe establecer un plan dietético para ti. Debes registrar el nombre de la comida y la cantidad que ingieres con el fin de ajustar tu plan de dieta en concordancia con tus niveles de azúcar en sangre. La medicina china utiliza a menudo estos alimentos para ayudar: anguila, calabaza, melón amargo, alubias rojas, ñame chino, semillas de sésamo, nueces y cebolla.
- El ejercicio es la mejor medicina para reducir los niveles de azúcar en sangre. Los músculos transforman la glucosa en energía. Caminar, nadar y practicar qi gong o tai chi son actividades muy recomendables. No hagas ejercicio con el estómago vacío.
- Pon más atención a tus pies y al calzado que utilizas. Si te han diagnosticado diabetes, acude a un podólogo.
- Toma baños templados, pero no calientes.

¿Qué es lo que no debes hacer?

- No comas bollería. Evita las comidas grasas, condimentadas o que induzcan calor como el cordero, el jengibre, el picante, la canela o el ginseng rojo. No te tumbes justo después de comer.
- No te quedes en cama descansando en exceso. Ser activo te ayudará a consumir el azúcar de tu sangre.
- No te expongas a situaciones estresantes. Soluciona el problema antes de enfadarte. El enfado aumenta los niveles de adrenalina en el cuerpo y esta última aumenta los niveles de glucosa en sangre.
- No fumes ni consumas bebidas alcohólicas.
- Evita cualquier daño en la piel. Para un diabético es muy fácil contraer infecciones.
- No abandones los tratamientos cuando tu situación mejore.

Remedios populares

- Pon 8 g de hojas de té verde en remojo en agua fría durante cinco horas. Bebe con frecuencia. Hay sustancias en las hojas de té verde que pueden estimular los efectos de la insulina. Éstas pierden sus propiedades cuando se hierven.
- Utiliza un cepillo de dientes para frotar con suavidad la planta de tus pies, justo detrás del hueso anterior del arco, durante tres minutos, tres veces al día. Utiliza una cuchara para frotar ligeramente y durante tres minutos la almohadilla del pulgar y la zona desde el pliegue anterior de la muñeca hasta la articulación del índice. Ésta es una de las zonas reflejas del páncreas.
- Come calabaza, en torno a los 460 g diarios, como alimento principal durante un mes.

Terapia alimenticia

- Toma sopa de alubias rojas pequeñas:
  Ingredientes. 60 g de alubias rojas pequeñas.
  Procedimiento. Deja las alubias en remojo toda la noche en cuatro tazas de agua. Ponlas en una olla y cuécelas a fuego lento durante una hora. Bebe 100 ml cada vez, tres veces al día durante un mes.
- Corta una cebolla en ocho partes, ponlas en remojo en 500 ml de vino tinto durante diez días. Bebe 30 ml antes de cada comida, dos veces al día.
- Toma mijo cocido cada mañana. Hierve 60 g de mijo en agua y luego déjalo reposar un poco. Retira la capa de arriba. Come la mitad media hora antes de desayunar y la otra mitad mientras desayunas.
- Cuece 120 g de ñame chino fresco. Divídelo en dos porciones. Pela y come dos veces al día.
- Come medio paquete de tofu cada mañana. Cocínalo como prefieras.

Qi gong

Haz las tres series de relajación una vez al día. Repite los ejercicios siguientes tres veces. Descansa después de cada ciclo.

- Túmbate mirando hacia arriba y pon la lengua contra el paladar. Cierra los ojos ligeramente. Haz una respiración profunda.
- Repite: «Ambos lados de mi cabeza están relajados, ambos lados de mi cuello están relajados, mis hombros están relajados, mis brazos y ante-

brazos están relajados, mis muñecas están relajadas, mis diez dedos están relajados».

- Repite: «Mi cara está relajada, mi cuello está relajado, mi pecho está relajado, mi abdomen está relajado, mis muslos están relajados, mis rodillas están relajadas, mis pies están relajados, los dedos de mis pies están relajados».
- Repite: «La parte posterior de mi cabeza está relajada, la parte posterior de mi cuello está relajada, mi espalda está relajada, mis lumbares están relajadas, la parte posterior de mis muslos está relajada, la parte posterior de mis rodillas está relajada, mis pantorrillas están relajadas, las plantas de mis pies están relajadas».

Masaje chino

Escoge entre los siguientes masajes y prácticalos una vez al día:

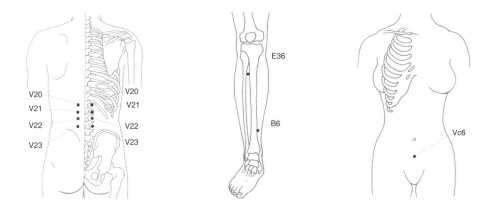

- Utiliza la palma de la mano para apretar y masajear suavemente el pecho durante un minuto. Céntrate en la zona del corazón.
- Con tu palma derecha, agarra el interior de tu muñeca izquierda. Desliza la mano hacia la axila durante un minuto. Cambia de mano y repite el ejercicio.
- Pon las dos palmas de las manos en el abdomen superior. Suavemente, aprieta hacia abajo, hacia el abdomen inferior, durante un minuto.
- Utiliza la palma de la mano para frotar circularmente y en sentido contrario a las agujas del reloj la parte del abdomen inferior. Céntrate en la zona situada a dos dedos de distancia por debajo del ombligo (Vc6). Hazlo durante un minuto.

- Utiliza los nudillos para apretar y masajear suavemente la zona de tu espalda localizada a dos dedos de distancia a ambos lados de la columna. Empieza por la zona más alta a que puedas llegar y desciende hasta la cintura (V20, V21, V22, V23). Hazlo durante dos minutos, primero con una mano y luego con la otra.
- Presiona ligeramente el punto situado cuatro dedos por debajo del borde inferior de la rótula y a un pulgar de distancia al exterior de la tibia (E36). Hazlo durante un minuto.
- Presiona con suavidad el punto que se encuentra a cuatro dedos por encima del maléolo interno y por detrás del hueso (B6). Hazlo durante un minuto.

Hierbas chinas

- Come páncreas de cerdo con hierbas:
    Ingredientes. 1 páncreas de cerdo fresco (disponible en algunas tiendas de alimentos chinos), 60 g de raíz de astrágalo, 90 g de polenta china, 120 g de ñame chino.
    Procedimiento. Pon la polenta en remojo toda la noche. Lava y corta el páncreas en trozos pequeños. Corta el astrágalo en trozos pequeños y envuélvelos con una gasa. Pon todos los ingredientes en una olla. Añade tres tazas de agua y lleva a punto de ebullición. Cuece a fuego lento durante diez minutos. Retira el astrágalo, añade sal y divide en cuatro porciones. Come una porción al día.

Diarrea (crónica)

¿Qué es y cuál es su causa?

La diarrea es una evacuación intestinal muy frecuente con heces líquidas o inconsistentes. Sus causas principales son las infecciones víricas o bacterianas, la inflamación intestinal, la intolerancia a la lactosa, la intoxicación alimentaria o algunos medicamentos.

¿Cuándo debes acudir al médico?

Si tienes diarrea durante más de dos días, el dolor abdominal es serio, las heces contienen sangre o son purulentas, o tienes mareos o fiebre, acude a tu médico.

¿Qué debes hacer en tu vida diaria?

- Bebe más agua para compensar la pérdida de líquidos y prevenir la deshidratación. Bebe té verde ligero. El té tiene ácido tánico, el cual puede ayudarte a controlar la diarrea.
- Si ésta tiene su causa en una intoxicación alimentaria, sáltate una o dos comidas y deja que la diarrea siga su curso. Si tienes una diarrea aguda, toma alimentos fáciles de digerir como la sopa de arroz, la sopa de fideos, la leche de soja, la sopa de huevos o el caldo de pollo. Añade a tu dieta dátiles rojos, ñame chino, castañas y loto.
- Toma baños calientes. Excepto la cabeza, sumerge todo tu cuerpo en agua caliente durante veinte minutos. Evita que la temperatura sea excesiva. No tomes baños calientes si eres una persona de edad avanzada o tienes problemas de corazón.
- Haz ejercicio regularmente como *footing*, caminar o practicar tai chi.
- Si sigues un tratamiento con medicamentos, comprueba que éstos no provocan diarrea.

¿Qué es lo que no debes hacer?

- No utilices ni dejes de utilizar antibióticos sin consultarlo primero con tu médico.
- No comas alimentos grasos o condimentados. No ingieras alimentos fríos o crudos, incluyendo la fruta y la ensalada. No comas frituras. Evita el alcohol, la cafeína y los productos lácteos a excepción del yogur.
- No te sientes en suelos húmedos durante largo tiempo. No expongas tu abdomen al frío.

Remedios populares

- Come manzanas al vapor:
  Ingredientes. Manzanas.
  Procedimiento. Cuece una manzana al vapor hasta que esté blanda. Come una manzana tres veces al día.
- Aplica sal y cebolla verde:
  Ingredientes. 460 g de sal, 460 g de cebollas verdes.
  Procedimiento. Corta las cebollas en trozos pequeños. Fríe la sal y las cebollas con poco aceite y sólo hasta que se calienten. Ponlos en una bolsa de tela. Aplica la bolsa sobre tu ombligo o sobre el abdomen infe-

rior dos veces al día. Antes de aplicarlo, comprueba que la temperatura no es excesiva.

■ Aplica jengibre:

Ingredientes. Jengibre.

Procedimiento. Corta el jengibre en trozos pequeños. Envuelve los trozos con una gasa y aplica sobre tu ombligo. Utiliza un vendaje para fijar la gasa en el ombligo. Cambia la gasa cada seis horas. Si tienes alguna reacción alérgica, no continúes.

Terapia alimenticia

■ Toma sopa de arroz con frutos de espino:

Ingredientes. 30 g de arroz, 15 g de frutos de espino, 2 rodajas de jengibre, 15 g de azúcar.

Procedimiento. Añade los ingredientes junto con tres tazas de agua a una olla y cuece durante veinte minutos para hacer una sopa de arroz. Divide en tres porciones. Toma una porción tres veces al día durante tres días.

■ Toma huevos con vinagre:

Ingredientes. 100 ml de vinagre, 100 ml de agua, 2 huevos, 1 cucharada sopera de azúcar.

Procedimiento. Pon los huevos enteros con el agua, el vinagre y el azúcar y cuécelos bien. Come los huevos y bebe el vinagre. Repítelo dos días más.

■ Bebe té verde tostado:

Ingredientes. 1 cucharada de hojas de té verde.

Procedimiento. Pasa las hojas de té verde por la plancha hasta que adquieran un tono marrón oscuro. Hierve una taza de agua y mantén las hojas de té en el agua durante cinco minutos. Bebe este té dos veces al día.

■ Toma azúcar moreno y licor:

Ingredientes. 30 g de azúcar moreno, 50 ml de vodka de 100°.

Procedimiento. Pon el azúcar y el licor en una olla resistente al fuego. Empieza la cocción y remueve constantemente, con un utensilio a prueba de fuego, hasta que el azúcar esté completamente disuelta. Ten mucho cuidado cuando quemes el azúcar (si te sientes más cómodo, hazlo en el exterior). Espera un rato antes de comerlo. Repite el proceso tres veces.

Masaje chino

Escoge entre los siguientes masajes y hazlos una vez al día:

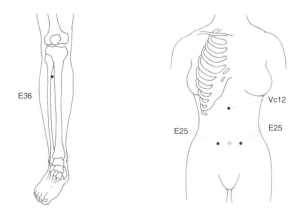

- Con la palma de la mano, aprieta y suelta suavemente, haciendo círculos, alrededor del ombligo. Empieza en el abdomen inferior, sube hasta la primera costilla derecha, pasa horizontalmente a la primera costilla izquierda, y baja hasta el abdomen inferior izquierdo.
- Con tu palma derecha, presiona y masajea el abdomen, en el sentido de las agujas del reloj, durante un minuto. Con la palma de la mano izquierda, repítelo pero en sentido contrario a las agujas del reloj. Hazlo durante un minuto.
- Utilizando tu pulgar, presiona y masajea suavemente el punto a medio camino entre el ombligo y la parte inferior del esternón (Vc12). Hazlo durante dos minutos.
- Presiona con suavidad el punto situado cuatro dedos por debajo del borde inferior de la rótula y a un pulgar de distancia al exterior de la tibia (E36). Hazlo durante un minuto.

Hierbas chinas

- Toma la hierba patentada Shen Ling Bai Zhu Wan. Sigue las instrucciones.
- Para las personas mayores con frío en las extremidades y el abdomen, la diarrea suele ocurrir por las mañanas. Si es tu caso, toma la hierba patentada Jin Gui Shen Qi Wan. Sigue las instrucciones.

Dientes (dolor)

¿Qué es y cuál es su causa?

El dolor de dientes es un problema bastante frecuente. Su causa principal son las caries. Éstas pueden causar infecciones en las raíces de los dientes.

¿Cuándo debes acudir al médico?

Si tienes dolor de dientes, visita a tu dentista.

¿Qué debes hacer en tu vida diaria?

- Enjuágate la boca vigorosamente con agua templada y salada. O, sin tragártelo, enjuágate con licor. Hazlo con una solución de peróxido de hidrógeno al 3% durante cinco segundos y escúpela.
- Aplica sobre tu mejilla una bolsa de verduras congeladas durante diez minutos. También puedes aplicar una bolsita de té caliente y húmeda.
- Come más calabazas, melón, castañas de agua, apio y rábano.
- Mantén un tránsito intestinal fluido.
- Controla tus emociones, ya que pueden ser uno de los factores que desencadenen el dolor de dientes.
- Utiliza pasta especial para dientes sensibles.
- Sé consciente de que la neuralgia del trigémino y el trastorno temporomandibular causan dolor de dientes.

¿Qué es lo que no debes hacer?

- No comas alimentos que estén demasiado fríos o calientes o sean muy amargos. No ingieras alimentos picantes como la cebolla, la mostaza y el pimentón.

Remedios populares

- Masticar hojas de té verde remojadas puede aportar algún alivio.
- Enjuágate la boca con vinagre de arroz y frutos de fresno espinoso:

Ingredientes. 60 ml de vinagre de arroz, 60 ml de agua, 60 g de frutos de fresno espinoso.

Procedimiento. Hierve los ingredientes en una olla a fuego lento durante diez minutos. Espera hasta que se enfríe. Enjuágate la boca durante dos minutos con el líquido de la cocción y escupe. A continuación, lávate la boca con agua templada. No la tragues.

Terapia alimenticia

- Toma sopa de tofu con olivas:

    Ingredientes. 4 olivas saladas, 450 g de tofu.

    Procedimiento. Añade dos vasos de agua a los ingredientes y hierve para hacer una sopa. Toma una vez al día.

Masaje chino

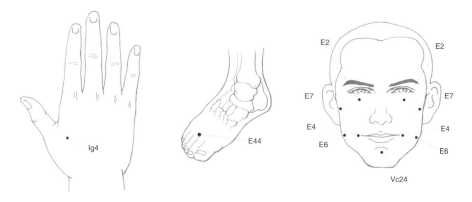

En general, escoge los siguientes puntos para obtener alguna mejoría:
- Con tu pulgar contra el dedo índice, utiliza los dedos de la otra mano para pellizcar el punto localizado justo al final del pliegue entre ambos dedos (Ig4). Pellizca la mano opuesta al lado en que tienes el dolor de dientes.
- Presiona y masajea el punto situado en la base de los pies, entre el segundo y tercer dedo (E44).

Especialmente para el dolor en los dientes superiores:
- Presiona y masajea suavemente la depresión que se aprecia enfrente de la oreja cuando la boca está cerrada (E7). Esta depresión desaparece cuando abres la boca.

- Utilizando los dos dedos índice, presiona con suavidad el punto localizado a un dedo de distancia justo debajo del borde inferior del ojo, en línea recta con la pupila (E2).

Especialmente para el dolor de los dientes inferiores:
- Con el pulgar, presiona ligeramente el punto situado en la esquina de la mandíbula inferior, en lo alto de los músculos que se aprecian cuando cierras los dientes con fuerza (E6).
- Utilizando los dos dedos índice, presiona y masajea suavemente los puntos situados en las esquinas de la boca cuando ésta se encuentra cerrada (E4).

Presiona y masajea con suavidad el punto situado en el centro del surco entre la barbilla y el labio inferior (Vc24).

Hierbas chinas

- Aplica el polvo de hierbas patentado Yu Nan Bai Yao sobre la zona afectada. Sigue las instrucciones.

Distensión de la ingle

¿Qué es y cuál es su causa?

La distensiones de las ingles son unas lesiones en los músculos aductores provocadas por un sobreesfuerzo. Los síntomas son dolor agudo o fragilidad en la parte interna y superior de los muslos, que empeoran con la actividad.

¿Cuándo debes acudir al médico?

Si el dolor afecta a tus actividades cotidianas o si no tienes signos de mejora dos días después de haber empezado el autotratamiento, debes acudir al médico.

¿Qué debes hacer en tu vida diaria?

- En casos agudos, detén tus actividades inmediatamente. Aplica hielo varias veces al día durante quince o veinte minutos en el muslo afectado. Sin apretar, envuelve el muslo con un vendaje elástico.

¿Qué es lo que no debes hacer?

■ No utilices calor al principio, ya que es muy difícil saber si hay alguna pérdida de sangre interior.

Remedios populares

■ Aplica tofu con vinagre:
   Ingredientes. Tofu, vinagre de arroz.
   Procedimiento. Corta una rodaja de tofu de 0,5 cm y, con un tenedor, hazle muchos agujeros. En casos agudos, enfría el tofu en la nevera durante cinco minutos. Ponlo en remojo en vinagre. Aplícalo en la zona dolorida durante veinte minutos. En casos crónicos, utiliza un microondas para calentarlo y aplícalo a la zona afectada durante veinte minutos. Recalienta el tofu si es necesario. Si tienes alguna reacción alérgica, no continúes este tratamiento.
■ En un caso crónico, cuece 30 g de hojas de té verde. Aplica las hojas calientes de té verde en la zona afectada. En casos agudos, espera hasta que las hojas se enfríen y, a continuación, aplícalas en la zona afectada.
■ En casos crónicos, masajea con una aspiradora a baja potencia. Retira el cepillo o la cánula del extremo del tubo. Utiliza la apertura del tubo para succionar la zona dolorida. Levanta el tubo ligeramente pero no lo despegues de la piel por completo. Mantenlo durante diez segundos y luego muévelo a otra zona.

Masaje chino

No masajees en casos agudos.
■ Utiliza el talón de la palma de la mano para presionar y masajear suavemente la parte interna del muslo, desde la parte superior hasta la rodilla, durante dos minutos.
■ Presiona y masajea con suavidad el punto doloroso en la parte superior de tu muslo durante dos minutos.
■ Utiliza el pulgar junto a otros dedos para agarrar los músculos del interior del muslo, desde la parte superior hasta la rodilla, durante dos minutos.
■ Utiliza el pulgar para apretar y masajear ligeramente los siguientes puntos durante un minuto:
   ◆ El punto situado en la depresión en la parte interior de la pantorrilla, justo debajo de la rodilla, por detrás de la tibia (B9).

◆ El punto localizado en la parte superior del borde interior de la rodilla. Se encuentra en el lugar donde toca el pulgar (B10).

Hierbas chinas

■ Toma la hierba patentada Yu Nan Bai Yao. Sigue las instrucciones.
■ Aplica la tintura de hierbas Zheng Gu Shui en la zona dolorida. Si tienes alguna reacción alérgica, no continúes.
■ Aplica el parche de hierbas Shang Shi Zhi Tong Gao. Si tienes alguna reacción alérgica, no continúes.

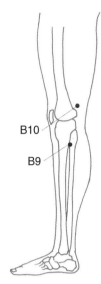

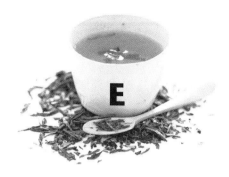

Eccema (dermatitis atópica)

¿Qué es y cuál es su causa?

Es una inflamación de la piel. La piel enrojecida y con picor puede ser insensible, seca o escamosa. La causa de la dermatitis atópica es genética.

¿Cuándo debes acudir al médico?

Si tienes algún problema cutáneo y padeces alguna infección bacteriana con costras, exudas sangre, supuras, tus poros transpiran, tienes fiebre o no hay signo de mejora tras cinco días de autotratamiento, debes acudir al médico.

¿Qué debes hacer en tu vida diaria?

■ Encuentra un desencadenante. Pueden serlo el polen, una solución química o ciertos alimentos. Pon atención especial al pescado, los huevos, los lácteos, las nueces y los cítricos. Sé consciente de que algunos medicamentos pueden causar el eccema.

- Toma alimentos ricos en vitamina B2 como la leche, los huevos, las setas chinas secas y las verduras verdes. Ingiere más alimentos que proporcionen calor interno como judías, alubias rojas pequeñas, melón de invierno, pepino, melón amargo y achicoria. Come más alimentos ricos en ácidos grasos como los aguacates, el salmón y las nueces.
- Reduce el estrés tanto como te sea posible.
- Haz ejercicio de manera regular para mejorar gradualmente tu ajuste a los cambios de tiempo y así reducir los riesgos de alergias.

¿Qué es lo que no debes hacer?

- No te rasques la zona afectada. No utilices agua caliente para suprimir el picor. Utiliza una gasa mojada con leche fría para la zona infectada. Esto puede aliviarte.
- Probablemente sientes más picor después de ducharte, haber tomado alcohol, haberte expuesto a la luz solar o a causa de la ropa de abrigo o del esfuerzo mental. Debes evitar estas situaciones tanto como puedas.
- No tomes muchos baños o estés demasiado tiempo en la ducha. Añade media taza de harina de avena al agua de la bañera para ayudar a aliviar los picores.
- Evita utilizar demasiado jabón y cosméticos. Humedece tu piel con una crema humectante fuerte.
- No lleves ropa de lana, seda o poliéster ya que estimulan la piel. Lleva ropa interior de algodón.
- No tomes alimentos picantes como las guindillas, la cebolla o el ajo. No comas cordero, gambas o cangrejo. Temporalmente, no ingieras alimentos con un alto contenido proteínico. No tomes té fuerte. Evita el alcohol y el café.

Remedios populares

- Para eccemas que supuran, frota la zona afectada con rodajas de patata tres veces al día. Pela primero la patata. Luego córtala en rodajas finas o utiliza una batidora para hacer una pasta. Aplica una capa de esta pasta, de medio centímetro de grosor, en la zona afectada. Envuélvela con una gasa y plástico alimentario. Cambia tres veces al día. No utilices este tratamiento si eres alérgico a las patatas.
- Machaca una aspirina hasta convertirla en polvo fino. Añade un poco de agua para hacer una pasta con ella. Aplica en la zona afectada dos veces al día. No utilices este tratamiento si eres alérgico a la aspirina.

- En casos crónicos, utiliza una exprimidora para obtener agua de espinacas (también llamada verdura hueca y disponible en tiendas de comestibles chinos) y jugo de apio. Mézclalos y aplica la mezcla en la zona afectada. No utilices este tratamiento si eres alérgico a las espinacas o al apio.

Terapia alimenticia

- Come cuatro albaricoques al día durante tres días. Aplica también albaricoque en la zona afectada.
- Para un caso agudo, toma sopa de alubias rojas:

  Ingredientes. 15 g de alubias rojas, 15 g de estigmas de maíz, 30 g de polenta china.

  Procedimiento. Pon las alubias y la polenta en remojo toda la noche. Envuelve los estigmas de maíz y ponlos en una olla. Añade los demás ingredientes a la olla junto con tres tazas de agua y lleva a ebullición. Cuece a fuego lento hasta que las alubias estén blandas y toma la sopa, una vez al día, durante una semana.

Hierbas chinas

- Para un caso agudo, toma sopa de soja verde y algas con hierbas:

  Ingredientes. 30 g de alubias, 30 g de algas seca, 15 g de houttuynia, azúcar.

  Procedimiento. Pon las alubias y las algas en remojo toda la noche. Envuelve las hierbas en una gasa y pon todos los ingredientes en una olla. Añade cuatro tazas de agua y lleva a ebullición. Cuece a fuego lento hasta que las alubias estén blandas. Retira las hierbas. Toma la sopa, incluidas las algas y las alubias, una vez al día durante una semana.

- Para un caso crónico, toma sopa de fruta:

  Ingredientes. 30 g de moras, 30 g de bulbo de azucena, 10 dátiles, 8 ml de aceite.

  Procedimiento. Lleva todos los ingredientes a ebullición con cuatro tazas de agua. Cuece durante veinte minutos a fuego lento. Divide en dos porciones. Toma dos veces al día durante una semana.

Enfermedad de Ménière

¿Qué es y cuál es su causa?

La enfermedad de Ménière es un desequilibrio interno de los oídos. Los síntomas son vértigos, pitidos en los oídos, mareos, náuseas y vómitos. Un exceso de fluido en el laberinto membranoso es la causa principal de la enfermedad de Ménière.

¿Cuándo debes acudir al médico?

Si tienes mareos persistentes, pitidos en los oídos o pérdida de audición, debes acudir al médico.

¿Qué debes hacer en tu vida diaria?

- Tumbarte y descansar es la primera opción. Si necesitas moverte, hazlo lentamente.
- Controla la ingestión de sal. Come más melón de invierno, raíz de taro, alubias rojas pequeñas y polenta.
- Tómatelo con calma. La fatiga, el enfado, las discusiones, y las actividades tensas y peligrosas pueden ser los desencadenantes.

¿Qué es lo que no debes hacer?

- Cuando se produzca un ataque, evita cualquier estimulación visual o acústica importante. Mantén tu habitación tranquila y con poca luz. No inclines tu espalda a menos que sea necesario.
- No bebas más agua de lo necesario. Bebe menos café y té.
- Evita los alimentos picantes, grasos, crudos y fríos. No comas cordero, marisco o leche, ya que éstos pueden provocar un ataque.
- No entres en contacto con soluciones químicas como los disolventes de pintura.
- No bebas alcohol en absoluto. No fumes.

Remedios populares

- Come huevos con hierbas:

    Ingredientes. 30 g de raíz de *Angelicae pubescentis*, 6 huevos.

    Procedimiento. Añade tres vasos de agua y cocina los ingredientes durante cinco minutos. Pela los huevos. Utiliza un cuchillo para hacer varios cortes en cada huevo. Pon los huevos de nuevo en la olla. Cuece durante otros quince minutos. Retira las hierbas y el agua. Come dos huevos al día durante tres días.

- Bebe té de pétalos de girasol:

    Ingredientes. 120 g de pétalos de girasol secos y sin semillas, 2 cucharadas soperas de azúcar.

    Procedimiento. Lava los pétalos. Córtalos en trozos pequeños y ponlos en una olla con cuatro vasos de agua. Llévalos hasta el punto de ebullición. Cuece a fuego lento durante quince minutos. Filtra la cocción y ponla en un recipiente. A continuación, vuelve a utilizar los pétalos, junto con dos vasos de agua, para hacer una nueva cocción según las instrucciones anteriores. Mezcla las dos cocciones. El líquido resultante tendrá un color marrón claro. Añade el azúcar y bebe 10 ml dos veces al día, después de las comidas, durante siete días. Conserva el resto de la cocción en la nevera.

Masaje chino

- Cúbrete las orejas con ambas manos y pon la punta de los dedos índice y corazón en el punto que se encuentra en la depresión situada debajo del cráneo, en el exterior de los dos músculos mayores del cuello, los cuales puedes sentir al inclinar la cabeza (Vb20). Utiliza las puntas de los dedos para golpear rítmicamente este punto durante un minuto.

- Utiliza el pulgar para presionar ligeramente el punto situado entre el primer y el segundo dedo del pie, a dos dedos de distancia del pliegue entre ambos dedos (H3). Hazlo durante tres minutos.

- Utiliza el pulgar para presionar y masajear con suavidad la depresión localizada justo detrás del lóbulo de las orejas (Tr17). Hazlo durante un minuto.

- Utiliza la punta del pulgar para presionar ligeramente el punto situado a dos pulgares de distancia por encima del pliegue anterior de la muñeca, entre los tendones, justo donde suele abrocharse el reloj (Mc6). Incrementa la fuerza poco a poco hasta sentir una sensación de plenitud y dolor.

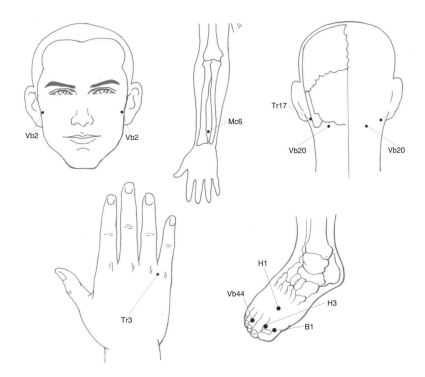

- Utiliza el pulgar para masajear el punto que se encuentra delante de la oreja, en el hoyuelo que se forma al abrir la boca (Vb2). Hazlo durante un minuto.

- Utiliza el pulgar para presionar con suavidad el punto en la depresión situada justo por encima de los nudillos de los dedos anular y meñique (Tr3). Presiona y masajea ligeramente de cinco a siete segundos. Mientras tanto, inhala y, a continuación, exhala despacio. Cambia de mano para repetir el proceso. Realiza esta combinación cinco veces.

Terapia de calor

Enciende primero un bastoncillo de moxa. Hazlo circular a 4 cm por encima de los siguientes puntos de los pies durante cinco minutos. Repítelo una o dos veces al día y pon atención en no quemarte.

- El punto medio situado justo por encima de la uña del dedo gordo del pie.
- El punto que se encuentra en el ángulo ungueal externo del dedo gordo del pie (H1).
- El punto en el ángulo ungueal interno del dedo gordo del pie (B1).
- El punto en el ángulo ungueal externo del cuarto dedo del pie (Vb44).

Hierbas chinas

- Si tienes vértigo frecuente, serios pitidos de los oídos, pérdida de la audición, náuseas, vómitos o dolor de las extremidades y de la espalda, toma la hierba patentada Liu Wei Di Huang Wan. Sigue las instrucciones.
- Si tienes frecuentes ataques de vértigos repentinos con miedo a abrir los ojos, náuseas o vómitos, toma la hierba patentada Er Chen Wan. Sigue las instrucciones.

Enfermedad del movimiento

¿Qué es y cuál es su causa?

La enfermedad del movimiento (cinetosis) incluye síntomas como mareos, vómitos u otros malestares causados por un aumento temporal de la sensibilidad del sistema del equilibrio en el oído interno. Sucede cuando se viaja en medios de transporte rápidos.

¿Cuándo debes acudir al médico?

Si viajas mucho y éste es un problema frecuente, debes acudir al médico.

¿Qué debes hacer en tu vida diaria?

- Descansa antes de viajar.
- Siéntate delante si viajas en coche. Encuentra una cabina central si viajas en barco, ahí el movimiento es mínimo.
- Fija tu mirada en un elemento estable. Céntrate en la carretera que tienes enfrente o en el horizonte. Mantén tu cabeza quieta. No leas.
- Respira aire fresco. Abre la ventana del coche o ve a la cubierta del barco.

¿Qué es lo que no debes hacer?

- No comas demasiado antes de viajar. Tampoco viajes con el estómago vacío. No te excedas con el alcohol o las bebidas gaseosas.

Remedios populares

- Aplica un trozo de jengibre en el punto situado a dos pulgares de distancia por encima del pliegue de la muñeca, entre los tendones, justo donde se abrocha el reloj (Mc6).
- Si tienes una reacción alérgica, deja este tratamiento. También puedes poner una soja verde sobre este punto y dejarla sujeta con esparadrapo. Presiona el grano con frecuencia.
- Aplica un trozo grande de jengibre sobre tu ombligo y cúbrelo con un esparadrapo. Si tienes una reacción alérgica, no continúes.

Terapia alimenticia

- Treinta minutos antes de embarcar, mastica un trozo de jengibre y escupe el líquido o toma media cucharadita de polvo de jengibre.
- Comer algunas olivas durante el viaje, un trozo de limón o galletas saladas puede ayudar.

Masaje chino

Si te sientes incómodo durante el viaje, escoge los siguientes puntos y masajéalos lentamente.
- Presiona suavemente el punto localizado en la depresión situada justo detrás del lóbulo de la oreja (Tr17).

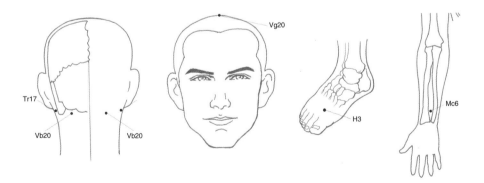

- Presiona y masajea tus sienes con suavidad.
- Presiona y masajea ligeramente los puntos situados en la base del cráneo, en el exterior de los dos músculos mayores de la nuca, los cuales puedes sentir al inclinar la cabeza (Vb20).

- Utiliza la palma de la mano para golpear y masajear con suavidad el centro de la parte superior de la cabeza (la coronilla), en la línea imaginaria que une la parte superior de ambas orejas (Vg20).
- Presiona suavemente el punto localizado a dos pulgares de distancia por encima del pliegue anterior de la muñeca, entre los tendones, justo donde se abrocha el reloj (Mc6).
- Presiona ligeramente el punto situado entre los dos primeros dedos del pie, a dos dedos de distancia del pliegue entre ambos dedos (H3).

Enuresis

¿Qué es y cuál es su causa?

La enuresis nocturna es la pérdida involuntaria de orina mientras se duerme y suele ocurrir a partir de los cinco años de edad. En los niños, la razón más frecuente es que no se despiertan al tener la vejiga llena. Puede estar causada por razones genéticas, el estrés o algunas enfermedades subyacentes.

¿Cuándo debes acudir al médico?

Si las micciones involuntarias son frecuentes, o si se acompañan de pérdida de sangre o dolor, el niño debe acudir al médico.

¿Qué debes hacer en tu vida diaria?

- Dale a tu hijo un ambiente que lo apoye. Regañarlo no ayudará. Pedirle a tu hijo que te ayude a limpiar la cama después de haberla mojado puede ser favorable en cierto grado.
- Establece un horario para ir al lavabo, no importa si el niño necesita ir o no. Posteriormente, espacia los intervalos entre las visitas al lavabo. Asegúrate de que el niño orina antes de ir a dormir.

¿Qué es lo que no debes hacer?

- No hay que beber mucho por la noche o antes de acostarse.

Remedios populares

- Pimienta en el ombligo. Haz una bolsa de algodón fino y de unos 4 cm^2 de tamaño. Llénala con pimienta negra y ciérrala. Engánchala al ombligo con un vendaje. Cambia la pimienta cada día durante una semana. Si observas alguna reacción alérgica, no continúes.
- Huevos con granos de pimienta. Abre un agujero pequeño en la cáscara de un huevo crudo. Introduce siete granos de pimienta blanca y cierra el agujero. Cocínalo hasta que esté bien hecho. Haz que el niño coma dos huevos (sin agua) antes de ir a dormir durante una semana. Si tiene menos de cinco años de edad, sólo debe tomar un huevo al día.

Terapia alimenticia

- Comer lichi seco puede ayudar a parar la enuresis. Este fruto asiático puede encontrarse en tiendas chinas de comestibles.
- Bebe té de estigmas de maíz:
  Ingredientes. 30 g de estigmas de maíz, 1 cucharada sopera de azúcar.
  Procedimiento. Pon los estigmas en una olla con dos tazas de agua. Déjalos hervir a fuego lento durante diez minutos. Añade una cucharada sopera de azúcar. Bebe una vez al día durante diez días.

Masaje chino

- Agarra suavemente con tus dedos los músculos situados justo por debajo del ombligo de tu hijo. Hazlo diez veces. Utiliza tu palma para frotar con suavidad alrededor de su ombligo, en el sentido contrario de las agujas del reloj, hasta que él o ella entren en calor.
- Utiliza el pulgar para masajear y presionar ligeramente los puntos situados justo por encima de la cadera, a dos dedos de la columna, durante un minuto.
- Puedes hacerle a tu hijo el siguiente masaje de manos:
  - ◆ Utilizando la yema de tu pulgar, presiona suavemente todo el lado externo del dedo pulgar de tu hijo, desde la punta hasta la raíz. Repítelo cien veces.
  - ◆ Con la yema de tu pulgar, presiona ligeramente la cara interna del dedo anular de tu hijo, desde la punta a la raíz en la palma de la mano. Repítelo cien veces.
  - ◆ Utilizando la yema de tu pulgar, presiona con suavidad la cara interna del dedo meñique de tu hijo, desde la punta hasta la raíz. Repítelo cien veces.

◆ Con tu dedo corazón, masajea ligeramente la depresión entre el dedo meñique y el dedo anular del torso de la mano de tu hijo. Hazlo durante un minuto.

Terapia de calor

Enciende un bastón de moxa (tienen forma de puro y se encuentran en herboristerías chinas). Muévelo en forma de círculo, de 5 cm de diámetro, a partir de la línea media entre el pubis y el ombligo. Hazlo durante diez minutos, de una a dos veces al día. Ten cuidado para no quemar al niño con las cenizas o con el bastón.

Esguinces y torceduras

¿Qué es y cuál es su causa?

Las torceduras son lesiones de los músculos provocadas por un sobreestiramiento repentino de los mismos. Los síntomas son dolor, inflamación o decoloración de la zona lesionada. Los esguinces son una lesión de los ligamentos causada casi siempre por un movimiento fuerte y repentino. Los síntomas son dolor de las articulaciones, inflamación con movilidad limitada y decoloración.

¿Cuándo debes acudir al médico?

Si tienes dolor serio o tienes inflamación, ve a urgencias. Si no observas ninguna mejoría después de tres días de autotratamiento o tu afección empeora, debes acudir al médico.

¿Qué debes hacer en tu vida diaria?

■ Durante los dos o tres primeros días después de la lesión, aplica hielo sobre la articulación afectada durante quince o veinte minutos, tres o cuatro veces al día. Levantar la zona afectada por encima de tu corazón ayudará a reducir la inflamación. Cuando la inflamación haya cesado, puedes empezar a utilizar una almohadilla caliente y a masajear.

¿Qué es lo que no debes hacer?

- No utilices la articulación afectada si es posible. No estires o tuerzas con fuerza la parte lesionada.
- No apliques ningún masaje cuando acabes de tener una lesión.

Remedios populares

- El cangrejo fresco es una buena cura para los esguinces:
  Ingredientes. 225 g de carne de cangrejo fresca.
  Procedimiento. Lava la carne de cangrejo y envuélvela con una gasa de algodón limpia. Machácala y aplícala sobre la zona afectada durante una hora.
- Vaporizaciones de polvo de pino:
  Ingredientes. 450 g de polvo de pino, 500 ml de vinagre de arroz.
  Procedimiento. Pon todos los ingredientes en una olla grande. Añade un vaso y medio de agua y lleva a punto de ebullición. Pon tu articulación lesionada a unos 30 cm por encima de la olla. Cubre la articulación con una toalla y vaporiza durante veinte minutos. Repite dos veces al día durante cinco días. Ten cuidado para evitar una posible quemadura.
- Aplica pasta de alubias rojas pequeñas para tratar la inflamación:
  Ingredientes. 100 g de alubias rojas pequeñas.
  Procedimiento. Muele las alubias rojas hasta reducirlas a un polvo fino. Añade el agua suficiente para hacer una pasta. Aplica una capa de 0,5 cm de grosor sobre la articulación afectada. Envuélvela con un plástico transparente. Cambia la pasta cada cinco horas.

Masaje chino

- Escoge cualquier combinación de las siguientes con la que te sientas cómodo. No masajees si tienes una lesión aguda con inflamación.
- Para una lesión de la muñeca, haz lo siguiente:
  - ◆ Utiliza el pulgar para encontrar la zona dolorosa. Presiona y masajéala suavemente durante dos minutos.
  - ◆ Frota la parte superior del brazo durante un minuto.
  - ◆ Utiliza todos los dedos para agarrar el dedo corazón de la parte afectada. Estíralo ligeramente hacia afuera. Luego empújalo con suavidad hacia arriba y hacia abajo durante un minuto. Repítelo con el dedo anular.

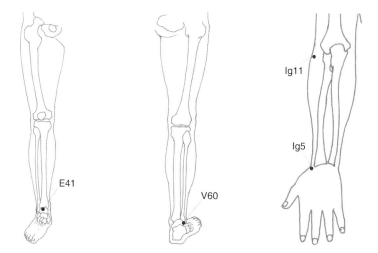

- ◆ Presiona y masajea suavemente el punto situado al final del pliegue de la articulación del codo, con éste doblado por delante del pecho (Ig11).
- ◆ Presiona y masajea con suavidad el punto localizado en el revés de la mano, en la depresión donde el pliegue de la muñeca se encuentra con el final del dedo pulgar (Ig5). Hazlo durante un minuto.
- ◆ Coge la muñeca lesionada con la otra mano y hazla rotar suavemente. Súbela varias veces.
- ■ Para una lesión de la rodilla, ver la sección dolor de rodilla.
- ■ Para una lesión del tobillo, haz lo siguiente:
  - ◆ Pon tu pierna en un taburete bajo. Utiliza el talón de la mano para frotar y masajear suavemente el exterior y el interior de la pierna, desde la rodilla hasta la planta del pie, durante un minuto. Aumenta la presión de manera gradual.
  - ◆ Pon tu pie en un taburete bajo. Utiliza ambos pulgares para presionar y masajear suavemente la zona en torno a la lesión. Hazlo durante un minuto.
  - ◆ Pon tu pierna en un taburete bajo. Pon el pulgar de cada mano en la depresión entre el hueso del tobillo y el tendón de Aquiles (en mitad del tobillo). Primero, empuja y presiona hacia abajo. Luego, presiona hacia los bordes inferiores del hueso y de ahí pasa a los bordes anteriores.
  - ◆ Pon una mano encima de la otra. Con la palma, presiona y masajea la zona afectada durante un minuto.
  - ◆ Utiliza el pulgar para presionar suavemente el punto situado en medio del pliegue frontal del tobillo, al nivel de los maléolos, durante un minuto (E41).

◆ Presiona con suavidad el punto localizado en la depresión tras la parte superior del maléolo externo durante un minuto (V60).

◆ Si tu tobillo izquierdo es el lesionado, utiliza tu mano izquierda para agarrar por delante el pie. Coloca el pulgar y el índice en los puntos situados en los bordes inferiores de los maléolos. Con la mano derecha, coge el pie izquierdo y muévelo arriba y abajo suavemente y tanto como te sea posible. Repite este ejercicio tres veces. Si es doloroso, no continúes.

Hierbas chinas

■ Toma las hierbas patentadas Yu Nan Bai Yao o hazte una friega con tintura de Yu Nan Bai Yao sobre la parte lesionada. Sigue las instrucciones. Si tienes alguna reacción alérgica, no continúes.

Espalda (dolor crónico)

¿Qué es y cuál es su causa?

El dolor crónico de espalda es un dolor o una rigidez persistentes en la zona baja de la espalda o en la cadera. Puede ser causado por una alteración de la columna o de los músculos de la espalda (artritis, esguinces y torceduras, espasmos musculares, un espolón óseo o un disco herniado).

¿Cuándo debes acudir al médico?

Si tienes dolor de espalda, visita a un médico para que te diagnostique e investigue otras posibles dolencias subyacentes. Si tienes un dolor serio, o si no mejoras en un par de días, debes ver a tu médico.

¿Qué debes hacer en tu vida diaria?

■ En casos agudos, descansar es la primera opción. Utiliza hielo en una bolsa de plástico o una bolsa de verduras congeladas. Aplica la bolsa fría, envuelta en tela, en la zona afectada para aliviar el dolor y la inflamación.

Hazlo durante quince o veinte minutos. Repite el proceso tres o cuatro veces al día (los casos agudos normalmente sólo duran unos días).

■ Después de uno o dos días, si el dolor disminuye, puedes utilizar un cojín con una toalla húmeda y caliente debajo durante unos veinte minutos, tres o cuatro veces al día. Puedes utilizar tres veces al día el cojín caliente y aplicar una bolsa de hielo una vez al día. Repite esta secuencia si es necesario.

■ Duerme en una cama con un colchón firme. Escoge una almohada cómoda para que la columna y el cuello estén en una posición natural. Si te tumbas de lado, pon también un cojín entre tus piernas.

■ En casos crónicos, hacer algunos de los ejercicios siguientes regularmente puede ayudarte a aliviar el dolor de espalda:

◆ Camina hacia adelante haciendo eses durante diez minutos. Camina hacia la derecha durante tres o cuatro pasos, y luego hacia la izquierda durante otros tres o cuatro pasos.

◆ Camina como un pingüino durante cinco minutos. Mantén tus pies a unos 5 cm de distancia el uno del otro y abiertos hacia afuera. Quédate en pie de forma natural. Relaja tus rodillas. Agita ligeramente tu cuerpo. Abre la boca y pronuncia en voz baja: «Ah, ah». Muévete hacia adelante lentamente. No levantes tus pies más de 2 cm.

◆ Estírate en un suelo duro. Flexiona las rodillas hacia tu pecho y pon las palmas de las manos sobre ellas. Despacio, mece tu cuerpo adelante y atrás durante uno o dos minutos para fortalecer la espalda.

■ Toma algunas medidas para protegerte la espalda a diario:

◆ Mantén tu espalda caliente. Utiliza un soporte lumbar si tienes débil la espalda .

◆ Lleva calzado cómodo. Mueve los dedos de los pies tanto como sea posible, particularmente el segundo dedo. Caminar descalzo en casa, masajearte los pies en la ducha y llevar zapatillas tanto como sea posible puede aliviar y prevenir el dolor de espalda.

◆ Cuando levantes un objeto pesado, primero tienes que hacer unos ejercicios de espalda. Sostén el objeto cerca de tu cuerpo y levántalo despacio.

◆ Si trabajas en una mesa de trabajo durante un tiempo prolongado, adapta la altura de la silla y el escritorio adecuadamente a tu altura. Cada treinta minutos, cambia tu posición o haz algún ejercicio de espalda. Pon una caja o una banqueta bajo tu escritorio. Pon tus pies sobre ella y para levantar así tus rodillas por encima de la articulación de la pelvis. De esta manera, tu nervio ciático tiene menos presión y tu columna se dobla menos.

◆ Si vas a conducir durante un tiempo prolongado, asegúrate de tener un buen respaldo. Si no tienes, utiliza una toalla de baño para soportar tu espalda. Poner un cartón en el asiento también puede ayudar.

◆ Si juegas al golf, balancea el palo en la dirección opuesta varias veces antes de prepararte a golpear la pelota.

¿Qué es lo que no debes hacer?

■ Cuando te duela la espalda, evita las actividades que requieran la utilización de la zona afectada, todavía no es el momento de hacer ejercicio.

■ No duermas en un suelo húmedo o te sientes en sillas en el exterior.

■ No dobles la espalda para coger cosas del suelo. En lugar de eso, flexiona las rodillas y coge las cosas desde abajo utilizando la fuerza de las piernas.

■ No lleves calzado de tacón alto. Éste puede causar dolor de espalda a muchas mujeres.

■ Desde el punto de vista de la medicina china, las prácticas sexuales excesivas no son recomendables.

Remedios populares

Las terapias siguientes sólo se utilizan en casos crónicos:

■ Cepíllate los pies, las piernas y la espalda de cinco a diez minutos después de un baño caliente. Utiliza un cepillo blando. Éste sirve como un manojo de agujas de acupuntura. Estimula los meridianos y promueve la circulación del qi y de la sangre.

   ◆ Cepilla las plantas y los costados de los pies, desde el talón hasta los dedos. Presta atención especial al punto situado a un tercio de distancia entre los dedos y el talón (empezando desde la punta). Antes de cepillar, aplica crema para proteger la piel.

   ◆ Cepilla cada dedo del pie desde la raíz hasta la punta.

   ◆ Cepilla la parte posterior de la pierna, desde la parte inferior de la pantorrilla hasta detrás del muslo.

   ◆ Cepíllate la espalda desde la parte superior hasta la inferior.

■ Sopla el dolor. Enciende un secador a baja potencia. Utilízalo para aplicar aire caliente sobre el exterior de la pierna, desde la parte inferior de la rodilla hasta la mitad de la distancia entre el tobillo y la rodilla. También puedes aplicarte aire caliente en la planta de los pies. Si lo sientes muy caliente, aparta un poco el secador. Cuando sientas que los músculos se enfrían, acércalo de nuevo. Presta atención para no quemarte.

■ Plancha el dolor. Pon tres o cuatro telas de algodón en tu espalda. Enciende una plancha a baja potencia durante un minuto y, a continuación, desconéctala de la luz. Ahora, un miembro de tu familia o un amigo puede empezar a mover lentamente la plancha sobre las telas colocadas en la parte dolorida de tu espalda, con un movimiento similar al de planchar la ropa. Antes de hacerlo, asegúrate de que la temperatura de la plancha es agradable. Ten mucho cuidado para evitar quemarte.

■ Calienta al vapor, durante veinte minutos, varias manoplas de baño. Espera hasta que las manoplas tengan una temperatura cómoda para tu piel y, a continuación, ponlas sobre la zona afectada. Asegúrate de que la temperatura es la adecuada y cúbrelas con plástico fino de envolver durante quince minutos.

■ Masajea con una aspiradora a baja potencia. Siéntate en una silla. Retira la cánula o el cepillo del extremo del tubo. Con la apertura de éste, succiona con suavidad tu espalda. Levanta ligeramente el tubo pero no pierdas el contacto con la piel. Continúa succionando durante diez segundos mientras mueves la espalda a la derecha, a la izquierda, hacia adelante y hacia atrás. Repite el proceso varias veces.

■ Une tus manos entrelazando los dedos. Utiliza los dedos índice y anular para presionar suavemente cincuenta veces los llamados «puntos del dolor de espalda» (ver ilustración siguiente), justo en el revés de la mano. Mientras tanto, rota tu espalda de izquierda a derecha o adelante y atrás durante dos minutos. Haz esto cada vez que puedas.

■ Aplica sal caliente en tu espalda. Pasa una taza de sal por la sartén a fuego lento hasta que escuches un sonido crepitante. Envuelve la sal en un par de toallas de papel y luego en una tela de algodón. Espera hasta que la temperatura sea cómoda para tu piel. Mantenla sobre tu espalda una hora. Recalienta si es necesario.

■ Lava con vinagre. Lleva a ebullición 300 ml de vinagre de arroz. Espera hasta que la temperatura se adecúe a tu piel. Lava la zona dolorida durante quince minutos una vez al día. Ten cuidado para evitar quemarte. Si observas alguna reacción alérgica, no sigas.

Terapia alimenticia

■ Bebe jugo de espinacas:
   Ingredientes. 460 g de espinacas, vino chino para cocinar.

Procedimiento. Obtén jugo de espinacas con una exprimidora. Bebe 100 ml de este jugo mezclado con 30 ml de vino chino dos veces al día.

■ Come nueces regularmente:

Ingredientes. 7 nueces crudas peladas, 2 cucharadas soperas de azúcar moreno.

Procedimiento. Fríe las nueces a fuego lento y con poco aceite hasta que se oscurezcan ligeramente. Machácalas en trozos pequeños. Mézclalas con el azúcar y divídelas en dos partes. Come una parte dos veces al día.

■ Bebe licor de fruta:

Ingredientes. 7 higos, 500 ml de vodka de 80°.

Procedimiento. Corta los higos en rodajas pequeñas. Ponlas en remojo en vodka en una botella cerrada durante siete días. Bebe 25 ml, dos veces al día, durante cinco días.

Masaje chino

■ Escoge cualquier combinación de las siguientes y hazte un masaje una vez al día. En algunos casos, si no puedes hacerlo tú mismo, pídele a un miembro de tu familia o a un amigo que lo haga y dile que sea cuidadoso. En casos agudos, *no debes masajear*.

◆ Erguido, con los pies separados a la distancia de los hombros, pon las manos en la espalda. Utiliza las palmas o su almohadilla para frotar hacia arriba y hacia abajo, desde la cintura hasta la zona sacra, cien veces.

◆ Erguido, con los pies separados a la distancia de los hombros, pon tus manos en la espalda, justo debajo de la cintura. Tus pulgares están justo en dos puntos de acupuntura llamados «ojos negros». Presiona sua-

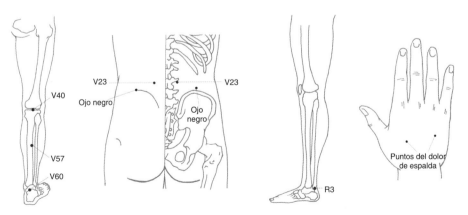

vemente estos puntos. Mientras tanto, muévete de izquierda a derecha, y de delante hacia atrás, sin mover los pies. Con los puños relajados, golpea suavemente estos puntos durante un minuto.

◆ Localiza la zona más dolorosa. Golpea suavemente esta zona durante treinta segundos. Masajea suavemente durante un minuto.

◆ Utiliza tu dedo pulgar para presionar y masajear con suavidad durante un minuto el punto que está por encima de la cintura y a dos dedos de distancia de la columna (V23).

◆ Estírate boca abajo. Pídele a un miembro de tu familia que presione un minuto con su pulgar en medio del pliegue posterior de la rodilla (V40).

◆ Presiona y masajea suavemente durante un minuto el punto localizado en la depresión bajo el gran músculo de la pantorrilla, a medio camino entre el pliegue de la rodilla y el talón (V57).

◆ Utiliza tus dedos índice y pulgar para pellizcar diez veces la depresión situada detrás del hueso del tobillo (V60, R3).

◆ Utiliza tu pulgar para presionar y masajear ligeramente los puntos del torso de la mano, a dos dedos del pliegue de la muñeca. Uno se encuentra entre el dedo anular y el dedo corazón, y el otro, entre el dedo índice y el dedo corazón (puntos del dolor de espalda). Hazlo durante un minuto.

Hierbas chinas

■ Toma las hierbas patentadas Yu Nan Bai Yao. Sigue las instrucciones.
■ Aplica el parche de hierbas patentado Shang Shi Zhi Tong Gao. Si tienes una reacción alérgica, no lo sigas utilizando.
■ Aplica un parche de hierbas calentador llamado Moxibustión China. Sigue las instrucciones.

Estreñimiento

¿Qué es y cuál es su causa?

El estreñimiento es la evacuación intestinal poco frecuente y con heces secas y duras. La causa principal es la escasez de fibra en la dieta. La falta de ejercicio y de fluidos corporales son otras causas posibles.

¿Cuándo debes acudir al médico?

Si tienes estreñimiento durante más de cinco días, o tienes fiebre, retortijones abdominales o heces con sangre, debes acudir al médico.

¿Qué debes hacer en tu vida diaria?

- Establece un horario regular para ir al baño incluso si no puedes defecar. La mejor hora es veinte minutos después de desayunar. Después de ir al baño, bebe dos vasos de agua y camina durante diez minutos.
- Come más frutas y verduras. Toma más alimentos ricos en fibra como la soja, el ñame, las patatas o el apio. Come más nueces, miel, semillas de sésamo o cacahuetes para lubricar los intestinos. Ingiere más judías, patatas, cebolla o rábano para producir más gas y acelerar así la evacuación intestinal.
- Bebe al menos ocho vasos de agua al día.
- Toma baños calientes para incrementar la circulación sanguínea y la higiene personal en la zona del ano.
- Haz ejercicio físico regularmente. La falta de ejercicio es una de las causas principales del estreñimiento en las personas mayores.
- Si tienes hemorroides o fisuras anales, trátate al momento.

¿Qué es lo que no debes hacer?

- Si tienes una edad avanzada, no fuerces la evacuación.
- No comas lácteos, carne y huevos en exceso.
- No ignores el impulso de defecar.

Remedios populares

- Moja una toalla con agua caliente y ponla bajo tu ano durante uno o dos minutos para estimular el movimiento intestinal.
- Ve programas de humor con frecuencia. La risa sirve como masaje para tus intestinos.
- Cuando te sientes en el inodoro, haz lo siguiente para acelerar la evacuación intestinal:
  - ◆ Expande y contrae alternativamente tu vientre mediante la exhalación y la inhalación.

- ◆ Encuentra el punto en la parte posterior del antebrazo, cuatro dedos por encima del pliegue de la muñeca, entre el cúbito y el radio (Tr6). Utiliza la uña para presionar suavemente este punto durante un minuto aproximadamente.
- ◆ Utiliza tu dedo índice izquierdo para presionar con suavidad el punto situado a dos pulgares de distancia a la izquierda del ombligo (E25) hasta que tengas una sensación de dolor y distensión, y continúa presionando durante veinte o treinta segundos.

Terapia alimenticia

- ■ Come frutas o verduras:
  - ◆ Por las mañanas, toma un plátano maduro y un vaso de agua fría con una cucharada sopera de miel.
  - ◆ Come 250 g de ñames dos o tres veces por semana.
  - ◆ Por la mañana y con el estómago vacío, toma un pepino crudo con un vaso de agua.
- ■ Come frutos secos:
  - ◆ Para un caso crónico, come 30 g de nueces antes de acostarte cada día.
  - ◆ Come piñones. Fríelos ligeramente con un poco aceite. Pélalos. Come 15 g cada vez dos veces a día. Son recomendables para las personas de edad avanzada.
- ■ Bebe jugo de patata:
  Ingredientes. 1 patata mediana, 1 cucharada sopera de miel.
  Procedimiento. Utiliza un exprimidor para obtener el jugo de la patata. Mezcla el jugo y la miel con un vaso de agua fría y tómalo por las mañanas con el estómago vacío.

Masaje chino

En tu vida diaria, haz el siguiente masaje para mejorar tu tránsito intestinal.

- ■ Estírate boca arriba y flexiona tus rodillas (deja que las plantas de los pies toquen la superficie sobre la que te has echado). Relaja los músculos y el abdomen. Frótate las manos entre sí hasta que se calienten. Frota tu abdomen superior treinta veces en la dirección de las agujas del reloj. Luego, haz lo mismo en tu abdomen inferior. Pon tu palma derecha sobre el lado derecho de tu abdomen inferior y empuja hacia arriba. A continuación,

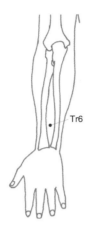 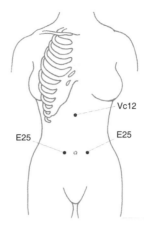

empuja horizontalmente hacia la izquierda pasando por tu ombligo, y luego empuja hacia abajo, hacia el pubis. Repite este ejercicio diez veces.

■ Utiliza la yema de tus pulgares para masajear, durante un minuto, la zona de tu cintura situada a dos pulgares de distancia de la columna.

■ Con el dedo corazón, presiona y masajea suavemente treinta veces el punto justo a medio camino entre el ombligo y la parte superior del esternón (Vc12).

■ Utiliza el dedo corazón de la mano izquierda para presionar y masajear con suavidad treinta veces los puntos situados a dos pulgares de distancia de ambos lados del ombligo (E25).

Qi gong

■ Por la mañana, antes del desayuno, ponte de pie de forma natural. Levanta ambos brazos con las palmas de las manos hacia atrás. Separa los pies a la distancia de los hombros. Cierra los puños con fuerza y, al mismo tiempo, inhala y aprieta el ano (constriñe y empújalo hacia arriba). Mantén esta posición durante dos segundos. Luego, exhala y relaja los músculos del ano y los puños. Repite este proceso treinta veces. También puedes hacer este ejercicio en tu cama cada mañana durante cinco minutos.

Hierbas chinas

■ Toma la hierba con miel patentada Ma Ren Run Chang Wan. Sigue las instrucciones.

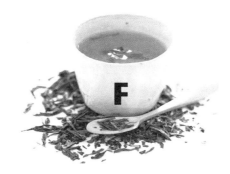

Faringitis (dolor de garganta)

¿Qué es y cuál es su causa?

La faringitis es la inflamación de la garganta. Los síntomas son una sensación de dolor intenso y picor en la garganta con inflamación y enrojecimiento de la misma. Está causada por una infección vírica o bacteriana.

¿Cuándo debes acudir al médico?

Si tienes un dolor de garganta serio acompañado de fiebre o empeora después de dos días, debes acudir al médico. Si tienes dificultad al tragar o al respirar, acude a urgencias inmediatamente.

¿Qué debes hacer en tu vida diaria?

- En casos agudos, descansa mucho. Limita el uso de tu voz.
- Mantén tu boca limpia. Utiliza agua salada (una cucharadita de sal en dos tazas de agua templada) o jugo de limón diluido para hacer gárgaras. Repite de cinco a diez veces al día, especialmente después de comer.

- Bebe mucha agua.
- Utiliza la nariz, no la boca, para respirar. Utiliza una máscara en lugares con el aire polucionado.
- Toma alimentos suaves y fáciles de digerir como la leche, la sopa de arroz, la leche de soja o la avena. Come más frutas y verduras como la col china, el pepino, los tomates, el limón, las olivas, los rábanos, las peras y las castañas de agua.
- Mantén un tránsito intestinal fluido.
- Si tienes algún trastorno respiratorio serio, trátalo rápidamente.

¿Qué es lo que no debes hacer?

- No fumes ni bebas alcohol.
- No comas alimentos picantes, grasos o fritos.

Remedios populares

- Utiliza tus dedos pulgares e índices para coger la parte superior de las orejas y estirarlas hacia arriba cien veces. A continuación, bebe un vaso de agua. Repite este ejercicio tres veces al día.
- Utiliza un vaporizador facial para hacer vahos. Puedes encontrarlo en las secciones de salud de muchos grandes almacenes.
- Antes de las comidas, utiliza los dedos índice y pulgar de la mano derecha para apretar y soltar continuamente la punta del dedo anular de la mano izquierda. Hazlo durante diez minutos, tres veces al día.

Terapia alimenticia

- Come huevo con aceite de sésamo y azúcar:
  Ingredientes. 1 huevo, 1 cucharadita de aceite de sésamo, 1/2 cucharadita de azúcar.
  Procedimiento. Bate el huevo y mézclalo con el aceite de sésamo y el azúcar. Pon 200 ml de agua en una olla y, cuando esté hirviendo, añade la mezcla. Deja cocer durante 40 segundos. Bebe dos veces al día.
- Come algas con azúcar:
  Ingredientes. 30 g de algas, 15 g de azúcar.
  Procedimiento. Pon las algas en remojo en agua durante tres horas. Lava las algas y córtalas en trozos pequeños. Ponlas en una olla y cú-

brelas con agua. Cuécelas hasta que estén bien hechas. Filtra y pon las algas en un recipiente. Añade azúcar y deja reposar durante un día. Toma 30 g dos veces al día.

- En un caso crónico, toma jugo fresco de castañas de agua:
  Ingredientes. 700 g de castañas de agua, 60 g de azúcar glasé.
  Procedimiento. Lava y pela las castañas de agua. Utiliza un exprimidor para obtener su jugo. Añade azúcar y toma unos 60 ml dos veces al día, durante tres días.
- Para un caso crónico, toma sopa de piel de melón. Añade una cantidad de agua adecuada para hacer una sopa con las pieles de un melón. Tómala como un té.

Masaje chino

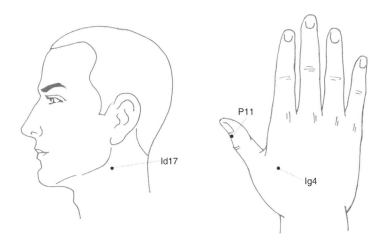

- Utiliza ambos pulgares para presionar y masajear suavemente desde la nuez de la garganta hacia los lóbulos de las orejas. Pellizca y masajea los lóbulos muchas veces. Repite este ejercicio de cinco a diez veces.
- Dobla los dedos índice y corazón como si fueran unos fórceps y utilízalos para agarrar con suavidad los músculos alrededor de la nuez. Estira y deja ir estos músculos durante un minuto.
- Utiliza el pulgar para masajear ligeramente durante un minuto el punto situado justo detrás del lateral de la mandíbula inferior (Id17). Repite en el lado opuesto.
- Utiliza tu dedo pulgar derecho para presionar el punto localizado en el ángulo ungueal externo de la uña del pulgar izquierdo (P11). Repite la misma operación en el lado contrario.

- Con un pulgar contra el dedo índice, utiliza el otro pulgar para presionar y masajear suavemente la protuberancia al final del pliegue entre ambos dedos (Ig4). Hazlo durante un minuto.

Hierbas chinas

- En casos agudos, aplícate en la garganta el polvo de hierbas patentado Shuang Liao Hou Feng San. Hazlo tres veces al día. Si tienes alguna reacción alérgica, no continúes.
- Toma té de semilla de esterculia:
  Ingredientes. 4 semillas de esterculia, 8 g de convalaria, 15 g de azúcar glasé.
  Procedimiento. Pon las hierbas en un recipiente con el azúcar. Añade un vaso de agua recién hervida y cierra el recipiente durante treinta minutos. Las semillas de esterculia se inflarán mucho. Filtra la infusión y tómala con frecuencia.

Fatiga

¿Qué es y cuál es su causa?

Es una sensación de agotamiento y de falta de energía. Todo el mundo ha sentido fatiga alguna vez y, de hecho, a veces forma parte natural de nuestra vida. Sin embargo, hay personas con más tendencia a la fatiga. No importa lo que hagan, se sienten cansados y adormecidos todo el tiempo.

¿Cuándo debes acudir al médico?

Debes visitar a tu médico si la fatiga dura demasiado o va acompañada de otros síntomas. La fatiga puede estar relacionada con muchas enfermedades serias como la diabetes, la hepatitis o los problemas de tiroides.

¿Qué debes hacer en tu vida diaria?

- El sueño es un factor crucial en la fatiga. Mantén un horario regular de sueño. No duermas ni poco ni demasiado.

- Una dieta adecuada también es necesaria para mantener la energía. Asegúrate de tomar comidas completas, especialmente un buen desayuno. Toma multivitaminas a diario.
- Programa tu trabajo y tus actividades para que no te sobrecarguen.
- Bebe mucha agua para evitar la deshidratación, la cual puede conducir a la fatiga.
- Mantén una postura correcta tanto en el trabajo como cuando descanses, no importa si estás de pie, sentado o tumbado, esto hará que estés mucho más relajado.
- Después de salir de un período estresante e intenso, recompénsate con algo relajante o agradable como un masaje o unas vacaciones.
- El ejercicio produce energía. Éstas son algunas de las cosas que puedes hacer: caminar a paso rápido unos veinte o treinta minutos al día, o practicar tai chi, que puede tanto energizar el cuerpo como calmar la mente.
- Toma una ducha caliente. Deja que el agua caliente caiga sobre tu cabeza durante tres minutos. Mientras tanto, deja tu mente sin conceptos. Las personas de edad avanzada o con problemas de corazón no deben recurrir a esta práctica.
- Canta en voz alta dos veces al día, preferiblemente en el exterior, donde podrás respirar profundamente aire fresco. Esto aumentará tu aporte de oxígeno y mejorará tu circulación.
- Los factores sociales y psicológicos juegan un papel muy importante en la fatiga. Si tienes algún problema relacionado con estos factores, trátalo primero.

¿Qué es lo que no debes hacer?

- No bebas alcohol ni fumes.

Remedios populares

- Durante tus horas de trabajo, puedes hacer los siguientes ejercicios:
  - Ponte de pie de espaldas a una pared, con tus talones a unos 10 cm de ella. Échate hacia atrás y golpea suavemente la pared con tu espalda. Hazlo diez veces. Asegúrate de que la pared sea lisa.
  - Sube tus hombros hacia tus orejas y luego bájalos. Repítelo diez veces.
  - Con las palmas de las manos, sostén una bola de golf. Rótala constantemente entre las dos palmas, durante tres minutos, para estimular las manos.

◆ Pon dos bolas en el suelo y hazlas rotar con la planta de los pies durante tres minutos.

■ Frótate las sienes con bálsamo de tigre. El olor del bálsamo te vigorizará. Si tienes alguna reacción alérgica, no lo utilices.

Terapia alimenticia

■ Toma plátanos cocidos:
Ingredientes. 1 plátano maduro.
Procedimiento. Pela el plátano. Córtalo en trozos. Ponlos en una sartén con una taza de agua. Llévalos a ebullición y mantenlos a fuego lento durante cinco minutos. Come un plátano al día durante un período prolongado.

■ Toma vino con hierbas:
Ingredientes. 250 ml de vino de arroz, 15 g de ginseng blanco, 15 g de fruto de lycium.
Procedimiento. Corta el ginseng en rodajas. Mézclalo todo con el fruto de lycium. Ponlos a macerar en vino durante siete días. Agita el brebaje varias veces al día. Bebe 15 ml por la mañana y 15 ml por la noche durante una semana.

■ Bebe leche de ginseng. Calienta 150 ml de leche con una rodaja de ginseng durante dos minutos a fuego lento. Bebe la leche para desayunar.

■ Toma pollo con hierbas:
Ingredientes. 1 pollo entero, 8 g de raíz de astrágalo, 15 g de ñame chino, 8 g de codonopsis, 8 g de dang gui *(Angelica sinensis)*, cebollas verdes, jengibre y otros condimentos (a discreción).
Procedimiento. Envuelve todas las hierbas en una gasa. Añade el agua suficiente para que el pollo se cueza bien. Divide en tres porciones. Toma una vez al día durante tres días.

Masaje chino

Escoge cualquiera de las combinaciones siguientes con la que te sientas cómodo, y presiona y masajea suavemente cada punto durante uno o dos minutos una vez al día:

■ El punto situado en la planta del pie, a un tercio de distancia entre los dedos de los pies y el talón (R1).

■ El punto que se encuentra a dos dedos de distancia por debajo del ombligo, en la línea media del abdomen (Vc6).

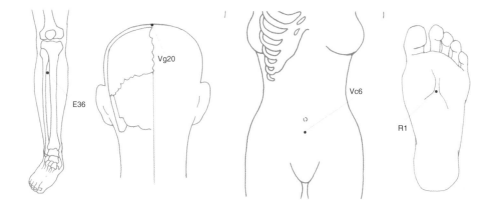

- El centro de la parte más alta de tu cabeza. en la línea imaginaria que une el extremo superior de ambas orejas (Vg20).
- El punto localizado en la depresión situada a cuatro dedos de distancia por debajo del borde inferior de la rótula y a un pulgar del exterior de la tibia (E36).

Qi gong

- Regula el cuerpo:
  - ◆ Utiliza tu palma para golpear todo tu cuerpo desde la parte superior de los brazos hasta el antebrazo, desde los hombros al pecho, desde la espalda inferior a las nalgas, y desde los muslos a las pantorrillas. Utiliza tus dedos para presionar suavemente la parte central del cuero cabelludo, desde la frente hasta la parte posterior. Hazlo durante dos minutos.
  - ◆ Utiliza todos tus dedos para agarrarte con suavidad el cuero cabelludo. Utiliza los dedos pulgar, índice y corazón para agarrarte los músculos de la parte posterior de la cabeza.
  - ◆ Utiliza las palmas de las manos para frotarte la cara. Sentado y con los ojos cerrados, frota las manos entre sí hasta que se calienten. Utiliza cuatro dedos para frotarte suavemente la cara, desde la frente hasta ambos lados de la nariz, los labios, la mandíbula inferior, la zona por debajo de las orejas y las sienes. Hazlo nueve veces y luego repite en dirección opuesta.
- Regula la respiración:
  - ◆ Estira los brazos y tu pecho nueve veces.
  - ◆ Bosteza vigorosamente nueve veces.
  - ◆ Inhala y exhala de manera profunda nueve veces.

- Regula la mente. Frota las manos entre sí hasta que se calienten. Si eres hombre, pon la palma izquierda en el abdomen inferior, y la palma derecha sobre ésta. Frota con suavidad y masajea nueve veces en la dirección contraria a la de las agujas del reloj. A continuación, repítelo nueve veces en la dirección opuesta. Mientras tanto, repite mentalmente cualquier frase sencilla que sea importante para ti, por ejemplo: «La fatiga se va». Si eres mujer, haz lo mismo pero pon primero la palma derecha sobre tu abdomen inferior.

Hierbas chinas

- Si sientes cansancio e irritabilidad, depresión o insomnio, toma la hierba patentada Xia Yao Wan. Sigue las instrucciones.
- Si sientes cansancio y notas las rodillas débiles, aversión al frío o deseo sexual bajo, toma las hierbas patentadas Jin Gui Shen Qi Wan. Sigue las instrucciones.
- Si te estás recuperando de una operación o de una enfermedad seria y tienes mareos, respiración corta o una complexión pálida, toma la hierba patentada Shi Quan Da Bu Wan. Sigue las instrucciones.
- Si estás cansado y tienes poco apetito, heces flojas o te sientes somnoliento, toma la hierba patentada Xiang Sha Yang Wei Wan. Sigue las instrucciones.

Fibromialgia

¿Qué es y cuál es su causa?

La fibromialgia se caracteriza por el dolor y la rigidez de los músculos, los ligamentos, los tendones y las fibras. El dolor empeora con la presión de ciertos puntos. También se acompaña de una fatiga profunda, debilidad y alteraciones del sueño. Los síntomas están relacionados con el clima y empeoran en condiciones de frío y humedad o debido a sobreesfuerzos físicos. La causa de la fibromialgia todavía se desconoce.

¿Cuándo debes acudir al médico?

Si sientes un dolor de músculos constante junto con alteraciones del sueño, debes acudir al médico.

¿Qué debes hacer en tu vida diaria?

- Trata de dormir lo suficiente. Duerme en un colchón duro. Ver la sección insomnio.
- Toma un baño caliente con sales de Epsom (sulfato de magnesio) cada mañana o cada tarde. Sigue las instrucciones.
- Aplica una toalla húmeda y caliente a la zona dolorida y envuélvela con un film de plástico. A continuación, aplica una almohadilla de calor sobre esta parte durante quince minutos.
- Bebe mucha agua o jugo de verduras para eliminar toxinas.
- Haz ejercicio con regularidad: camina, nada o practica tai chi. Puede que sientas más dolor al principio, pero si aumentas la actividad de manera gradual y persistes durante un par de meses, el dolor de la fibromialgia se reducirá significativamente.

¿Qué es lo que no debes hacer?

- No tomes frituras.
- Evita el alcohol y la cafeína.
- No tomes demasiados dulces.

Remedios populares

- Aplica sal templada. Fríe la sal con poco aceite y sin dejar de remover hasta que se caliente. Envuélvela en tres capas de gasa y aplica a la zona dolorida durante quince minutos, dos veces al día. Cuidado, no te quemes.
- Aplica tofu con vinagre:
  Ingredientes. Tofu, vinagre de arroz.
  Procedimiento. Corta una rodaja de tofu de 0,5 cm de grosos y hazle muchos agujeros con un tenedor. Pon en remojo en vinagre. Utiliza un microondas para calentar el tofu y aplicarlo a la zona dolorida durante veinte minutos. Recalienta el tofu si es necesario. Si tienes alguna reacción alérgica, no continúes este tratamiento.
- Camina para mover tu qi y mejorar la circulación de la sangre:
  - Camina sobre grava. Haz un camino de unos 60 cm de ancho y unos 6 m de largo con grava fina sobre un suelo plano. Camina sobre él, con los pies descalzos, unos quince o veinte minutos al día durante un largo período. Al principio, puedes llevar unos calcetines finos para reducir la incomodidad. Si tus tobillos se cansan, no continúes.

◆ Cuando veas la televisión, pon varias pelotas de golf en una caja y muévelas con las plantas de los pies tanto como puedas.

◆ Camina por casa sobre la punta de los dedos de los pies.

◆ Pon un palo o un tubo de unos 4 cm de diámetro en el suelo. Hazlo rodar lentamente con la planta de los pies, hacia adelante y hacia atrás, durante veinte minutos al día.

■ Masajea con un aspirador a baja potencia. Retira el cepillo o el adaptador del extremo del tubo. Utiliza la apertura del tubo para succionar la zona dolorida. Levanta el tubo ligeramente, pero no lo despegues de la piel por completo. Mantenlo durante diez segundos y luego muévelo a otra zona.

Terapia alimenticia

■ Toma sopa de polenta china con hierbas:
   Ingredientes. 30 g de polenta china, 8 g de *Ledebouriella*.
   Procedimiento. Envuelve las hierbas con una gasa. Añade las hierbas y dos tazas de agua a una olla y lleva a punto de ebullición. Cuece a fuego lento durante veinte minutos. Retira las hierbas. Toma la cocción una vez al día durante una semana.

■ Toma jengibre con azúcar moreno:
   Ingredientes. 2 rodajas de jengibre, 1 cucharada sopera de azúcar moreno.
   Procedimiento. Hierve el jengibre con el azúcar en agua caliente y bebe durante una semana.

Masaje chino

■ No masajees la zona dolorida directamente. Túmbate sobre tu estómago. Pídele a algún miembro de tu familia que haga cualquiera de las combinaciones siguientes con la que te sientas cómodo. Aplica el masaje una vez al día.

■ Utiliza tus dedos para masajear y presionar la espalda suavemente hasta calentar los músculos. Hazlo durante dos minutos. Utiliza el talón de la palma para empujar con suavidad tres veces la zona a ambos lados de la espina dorsal y ablandar así los músculos.

■ Con los dedos índice, corazón y anular de una mano, frota suavemente la zona situada a dos dedos de distancia de la espina dorsal, desde la parte superior de la espalda hasta la cintura. Repítelo tres veces. Cambia de mano y haz lo mismo en el lado contrario.

- Utiliza los dedos pulgar, índice y corazón para agarrar suavemente los músculos y los tendones doloridos, apretándolos, levantándolos y soltándolos con rapidez tres veces.
- Encuentra primero el punto más doloroso. Utiliza el pulgar para mover los músculos y los tendones en dirección perpendicular tres veces.

Hierbas chinas

- Toma la hierba patentada Vine Essence Pill. Sigue las instrucciones.

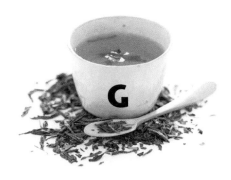

Gota

¿Qué es y cuál es su causa?

La gota es una inflamación de las articulaciones debida a un nivel elevado de ácido úrico en la sangre. Éste se deposita en las articulaciones y causa la inflamación. Los síntomas son dolor repentino en una articulación (a menudo, el dedo gordo del pie) acompañado de rojez, inflamación y fiebre. Comer demasiados alimentos ricos en purinas, padecer problemas renales y tomar ciertos medicamentos pueden incrementar los niveles de ácido úrico en la sangre, aunque también puede deberse a un problema genético.

¿Cuándo debes acudir al médico?

Cuando tengas dolores o inflamaciones repentinas en las articulaciones.

¿Qué debes hacer en tu vida diaria?

- Cuando tengas un ataque, descansa y eleva la extremidad afectada. Aplica una bolsa fría durante veinte minutos. Reducirá la inflamación y el dolor.
- Bebe al menos ocho vasos de agua o zumo al día para eliminar el exceso de ácido úrico. Come menos alimentos ácidos. Toma más alimentos alcalinos como las algas, la col china, el pepino, el apio, la berenjena, el rábano, los tomates, las cebollas, las manzanas, los plátanos, los melocotones y las peras.

Come más cerezas y fresas, tanto frescas como enlatadas o exprimidas. Estos alimentos básicos neutralizan el ácido úrico.

- Si tienes sobrepeso, controlar tu peso es clave.

¿Qué es lo que no debes hacer?

- Evita alimentos ricos en purinas como vísceras, comidas grasas, mejillones, sardinas, caviar, cangrejo y anchoas. Limita la ingesta de espinacas, alubias secas, setas, coliflor y espárragos en tu dieta.
- No comas demasiado en una sola vez. Reduce la ingesta de sal. Evita la comida picante, los condimentos fuertes o el masaje. Evita el alcohol.

Remedios populares

- Toma jugo de aloe vera y aplica gel de aloe vera en las zonas afectadas.
- Si padeces de gota en el pie de manera crónica, ponlo en agua caliente.
  Ingredientes. 250 g de carbón.
  Procedimiento. Hierve el carbón en agua durante diez minutos. Retíralo y espera a que se seque. Ponlo en una bolsa de algodón e introdúcela en un recipiente. Vierte agua templada en el recipiente gradualmente y mete los pies en éste durante treinta minutos, una vez al día, durante un mes. Ten cuidado, el carbón mancha. Puedes secar el carbón y volverlo a utilizar.

Terapia alimenticia

- Toma sopa de polenta china con soja verde:
  Ingredientes. 30 g de polenta china, 16 g de soja verde, 60 g de arroz.
  Procedimiento. Deja la soja verde en remojo toda la noche. Añade cuatro tazas de agua y lleva a ebullición. Cuece a fuego lento hasta que las alubias estén blandas. Toma dos veces al día.
- Toma una cucharada sopera de jugo de fresa y otra de jugo de mora tres veces al día.

Masaje chino

- Con tu pulgar, presiona y masajea la articulación dolorida y su área circundante durante dos minutos.

Hierbas chinas

- Toma la hierba patentada Du Huo Ji Sheng Wan. Sigue las instrucciones.

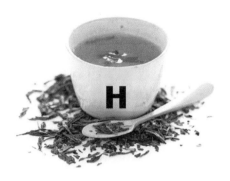

Hemorragia nasal

¿Qué es y cuál es su causa?

Los sangrados de nariz son el resultado de la ruptura de pequeños vasos sanguíneos de la nariz, la mayoría de los cuales se halla en el septum. Estas hemorragias empiezan y se detienen espontáneamente. El viento seco y los pequeños golpes son las causas principales de los sangrados de nariz.

¿Cuándo debes acudir al médico?

Si tienes un sangrado de nariz después de un golpe en la cabeza, debes acudir al médico. Si tú mismo te tratas durante unos diez minutos y no obtienes resultados, si los sangrados provienen de la parte posterior de la nariz y bajan por la garganta, o también si se vuelven muy frecuentes, debes visitar a tu médico.

¿Qué debes hacer en tu vida diaria?

- Siéntate. Levanta la cabeza ligeramente para evitar que la sangre descienda por los conductos aéreos. Respira por la boca. Utiliza los dedos índice y pulgar para pellizcar la parte blanda entre el puente de la nariz y las fosas nasales durante cinco o diez minutos. Pon una toalla en remojo en agua fría, escúrrela bien y colócala sobre tu frente y tu nariz.

■ Mantén una humedad adecuada en tu casa.

■ Si tienes sangrados de nariz con bastante frecuencia, piensa en tomar tanto multivitaminas con hierro como suficiente vitamina C.

■ Si tienes alguna enfermedad subyacente, como la presión sanguínea alta o leucemia, trátala primero.

¿Qué es lo que no debes hacer?

■ Después de que pare el sangrado, no te oprimas la nariz.

■ No comas alimentos picantes. Ingiere menos chocolate, café, cacao, naranjas y albaricoques.

■ Si tienes sangrados con frecuencia, no tomes aspirinas innecesariamente.

Remedios populares

■ Hay algunas maneras alternativas de frenar los sangrados de nariz:
   ◆ Enlaza los dos dedos corazón entre sí, como si hicieras un gancho, y tira fuerte hacia afuera con ambas manos. Si tu hijo es muy pequeño para hacer esto por sí mismo, puedes enganchar su dedo corazón con el tuyo y tirar entre ambos.

   ◆ En muchos casos, el sangrado ocurre únicamente en uno de los lados. Si este es tu caso, levanta el brazo opuesto, alza ligeramente la cabeza y mantente quieto. El sangrado debe parar. Continúa levantando el brazo durante un rato. Si el sangrado se produce en los dos lados, levanta ambos brazos. Estira tus brazos hacia arriba y empujando contra las orejas.

   ◆ Pon los cuatro dedos de la mano (excepto el pulgar) en agua fría. Da palmadas suaves en tu frente.

■ Si siempre tienes sangrados por la noche o a primera hora de la mañana, utiliza un algodón para introducir aceite de sésamo en tus fosas nasales antes de acostarte.

Terapia alimenticia

■ Come huevos blancos con azúcar (para niños):

Ingredientes. 2 huevos blancos, 30 g de azúcar.

Procedimiento. Bate los huevos. Ponlos en una taza de agua recién hervida con el azúcar y deja reposar durante tres minutos. Dáselos dos veces al día.

- Toma jugo de rábano con azúcar:

    Ingredientes. 1 manojo de rábanos, azúcar.

    Procedimiento. Corta varios rábanos en trozos y exprímelos. Añade el azúcar. Toma 50 ml, tres veces al día.

Hemorroides

¿Qué es y cuál es su causa?

Las hemorroides son la inflamación de las venas en la apertura anal. Los síntomas pueden incluir sangre en las heces y la presencia de bultos dolorosos en el ano. El esfuerzo excesivo durante la evacuación y el estreñimiento están considerados las causas principales de las hemorroides.

¿Cuándo debes acudir al médico?

Si aprecias sangre brillante en tus heces o en el papel higiénico, o no hay signo de mejora dos semanas después del autotratamiento, debes acudir al médico.

¿Qué debes hacer en tu vida diaria?

- Establece un horario fijo para ir al baño. El mejor momento es veinte minutos después de desayunar. Utiliza papel suave y humedecido para limpiarte. A continuación, aplícate crema hidratante sin perfume.
- Pon hielo en una bolsa de plástico, envuélvela con tela, y siéntate en ella durante diez minutos. Esto puede ayudarte a rebajar la inflamación aguda.
- Toma duchas de agua caliente frecuentemente.
- Toma una dieta rica en fibra, que incluya alimentos como el apio, la col china, el ñame, la soja o los plátanos maduros. Bebe mucha agua cada día.
- Haz ejercicio regularmente. Una de las causas de las hemorroides es la falta de ejercicio. Caminar y hacer *footing* pueden mejorar la circulación sanguínea.
- Si tienes estreñimiento o diarrea, trátalos de inmediato.

¿Qué es lo que no debes hacer?

- Evita estirarte o estar de pie durante largos períodos. Evita caminar con cargas pesadas durante mucho rato.
- No leas libros cuando te sientes en el inodoro. Defecar durante largo tiempo puede causar un agrandamiento de las venas, que puede llevar a las hemorroides.
- No tenses o aguantes la respiración durante la defecación.
- No frotes las hemorroides.
- Evita la comida picante, como pimientas, cebolla y ajo, y las grasas. No comas gambas, cangrejo o cordero.
- Si tienes hemorroides serias, no mantengas una intensa actividad sexual. Cuando mantienes una relación sexual, los músculos de la espalda y de la cadera constriñen y aprietan constantemente la vena situada alrededor del ano y bloquean la circulación sanguínea.

Remedios populares

- Aplica aloe vera en el ano cuando sangres. Mezcla crema de aloe vera 84% con gel de aloe vera 98%.
- Mantener tu cuerpo cabeza abajo puede mejorar la circulación sanguínea venosa en la cavidad pélvica. Échate junto a una pared y utiliza tus hombros, codos y cabeza para sostenerte, levanta las piernas y los glúteos y estira tu cuerpo contra la pared. Mantente así durante uno o dos minutos. Practica la respiración ventral si puedes. Haz esto tres veces al día. Ve al baño antes de empezar. Si tienes una edad avanzada o algún problema del corazón o de la vista, no hagas este ejercicio. No practiques este método si tienes mucha hambre o estás demasiado lleno.
- Salta veinte veces con una sola pierna, y luego cambia a la otra. Esto aumentará la circulación. Haz este ejercicio entre cinco y diez minutos al día.

Terapia alimenticia

- Toma tofu con azúcar. Añade media rodaja de tofu y una cucharadita de azúcar a una olla. Añade el agua suficiente para cubrir el tofu. Lleva a ebullición y cuece a fuego lento durante cinco minutos. Toma la totalidad de la cocción por la mañana con el estómago vacío.
- Toma setas blancas y negras con dátiles:

    Ingredientes. 8 g de setas blancas, 8 g de setas negras, 15 dátiles.

Procedimiento. Pon a remojar las setas durante tres horas. Cuécelas junto a los dátiles en una olla con tres vasos de agua. Divide en dos porciones. Toma dos veces al día, durante una semana.

- Come castañas de agua con azúcar moreno:
  Ingredientes. 60 g de castañas de agua, 30 g de azúcar moreno.
  Procedimiento. Pela las castañas de agua. Añade un vaso de agua y el azúcar. Lleva a punto de ebullición. Cuece a fuego lento durante tres minutos. Come una vez al día.

Masaje chino

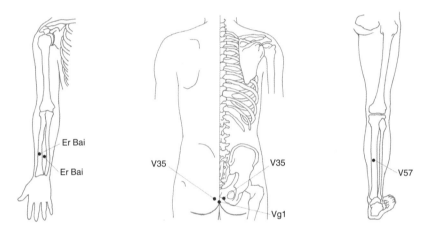

- Masajea y presiona suavemente el punto situado entre el ano y el extremo del cóccix (Vg1). Aprieta hacia el extremo del cóccix hasta que notes en el ano una sensación de dolor y distensión, luego suelta lentamente. Repite durante dos minutos.
- Presiona y masajea con suavidad los puntos situados a dos dedos de distancia en ambos lados del extremo del cóccix durante un minuto (V35).
- Masajea y presiona ligeramente el punto localizado en la depresión que se encuentra por debajo del músculo mayor de la pantorrilla, a medio camino entre el pliegue posterior de la rodilla y el talón (V57).
- Utilizando tus dedos índice y corazón, presiona y masajea suavemente los puntos (Er Bai) situados en la parte anterior del antebrazo a cuatro pulgares de distancia por encima del pliegue de la muñeca durante un minuto. Hay dos Er Bai en cada brazo.

Qi gong

- Ponte de pie en una habitación tranquila. Relaja todo el cuerpo. Aprieta los glúteos hacia adentro. Concentra tu mente en el ejercicio. Respira con naturalidad.
- Cuando inhales, junta los muslos con fuerza y aprieta la lengua contra el paladar. Al mismo tiempo, constriñe y levanta el ano como si retuvieras la defecación.
- Aguanta la respiración durante dos segundos. A continuación, exhala y relaja el ano.
- Repite esta secuencia durante cinco minutos dos veces al día.

Hierbas chinas

- Aplica el ungüento de hierbas patentado Ma Ying Long. Sigue las instrucciones.
- Toma la hierba patentada Di Yu Huai Jiao Wan. Sigue las instrucciones.

Herpes zóster

¿Qué es y cuál es su causa?

El herpes es una enfermedad causada por un virus llamado varicela zóster. Los síntomas son dolor intenso y picor, con una línea roja de sarpullido (eritema) con ampollas llenas de líquido. Es causada por una reactivación del virus de la varicela dentro del tejido nervioso.

¿Cuándo debes acudir al médico?

Si empiezas a tener una afección en la piel como la mencionada, visita a tu médico. Si el herpes afecta tu nariz o tus ojos, debes acudir al médico inmediatamente.

¿Qué debes hacer en tu vida diaria?

- Come más melón, pepino, rábano, melón de invierno, melón amargo, piña, soja verde o alubias verdes.

- Tómatelo con calma. Los trastornos emocionales son uno de los desencadenantes del herpes.
- Mantén un tránsito intestinal fluido. Evita el estreñimiento.
- Lleva ropa de algodón y suave. Si se rompe una ampolla, cámbiate la ropa interior. Lávate las manos con frecuencia.

¿Qué es lo que no debes hacer?

- No intentes romper la ampolla. Si la ampolla se abre, lávala inmediatamente.
- No utilices agua caliente para suprimir el picor. En lugar de eso, aplica una toalla mojada con leche fría sobre la zona afectada.
- No comas frituras ni alimento picantes como el jengibre, el ajo, el pimentón o el hinojo. Evita los alimentos sobrestimulantes como el cordero, las gambas o el cangrejo.
- No bebas alcohol.

Remedios populares

- Si utilizas los remedios siguientes y tienes alguna reacción alérgica, no continúes.
  - ◆ Esparce bicarbonato sódico por encima de la zona infectada. También puedes mezclarlo con agua para hacer una pasta y aplicarla de la misma manera.
  - ◆ Aplica jugo de aloe vera o gel de aloe vera 100%.
  - ◆ Aplica hojas de higuera. Lava y machaca hojas de higuera. Mézclalas con vinagre de arroz, haz una pasta y aplícala sobre la zona afectada.
- Aplica pasta de cacto:
  Ingredientes. Cactos frescos, polvo de arroz largo.
  Procedimiento. En primer lugar, elimina las espinas. Machaca bien los cactos. Mézclalos con un poco de polvo de arroz largo. Aplica sobre la zona afectada y cambia si se seca.

Terapia alimenticia

- Si tienes un sarpullido rojo en el pecho con un dolor ardiente, un sabor amargo en la boca, apetito escaso y una sensación de irritabilidad, toma sopa de arroz con hierbas:

Ingredientes. 4 g de hojas de isatis, 4 g de bupleurum, 30 g de arroz, azúcar.

Procedimiento. Pon las hojas de isatis y el bupleurum en una olla. Añade tres vasos de agua. Lleva a punto de ebullición. Cuece a fuego lento hasta que sólo queden dos tercios del agua. Filtra, y añade el arroz y el azúcar. Deja cocer durante veinte minutos para hacer la sopa. Bebe una vez al día durante cinco días.

- Si tienes un sarpullido de color rojo suave en las extremidades inferiores o una agrupación de ampollas llenas de pus en el abdomen, defecas heces blandas y te sientes hinchado después de las comidas, puedes tomar la siguiente sopa:

  Ingredientes. 30 g de polenta china, 30 g de verdolaga verde, azúcar moreno.

  Procedimiento. Pon la polenta y la verdolaga verde en una olla con tres vasos de agua. Lleva a punto de ebullición. Cuece a fuego lento durante veinte minutos. Añade una cucharadita de azúcar y toma una vez al día durante cinco días.

- Si tienes varias ampollas, o ampollas que se rompen y encostran dejando cicatrices blancas y dolorosas, toma sopa de huevo con hierbas:

  Ingredientes. 4 g de bupleurum, 4 g de dang gui *(Angelica sinensis)*, 4 g de piel de mandarina, 1 huevo.

  Procedimiento. Pon las hierbas en una olla. Añade dos vasos de agua y lleva a punto de ebullición. Cuece a fuego lento durante veinte minutos. Filtra la cocción para separar las hierbas. Bate un huevo. Lleva la cocción a punto de ebullición otra vez. Echa el huevo y remueve bien. Toma una vez al día durante cinco días.

Masaje chino

- Utilizando el pulgar, presiona y masajea suavemente, para aliviar el dolor, cualquier combinación de los siguientes puntos durante un minuto:
- El punto situado por encima de la rodilla, en el borde interior. Flexiona la rodilla y pon la mano sobre ella. El lugar exacto está donde toca el dedo pulgar (B10).
- El punto que se encuentra al final del pliegue de la articulación del codo, con éste flexionado por delante del pecho (Ig11).
- Con el pulgar contra el dedo índice, el punto se halla en la parte superior del extremo del pliegue entre ambos dedos (Ig4).
- El punto situado a cuatro dedos de distancia por encima del maléolo interno, justo detrás de la tibia (B6).

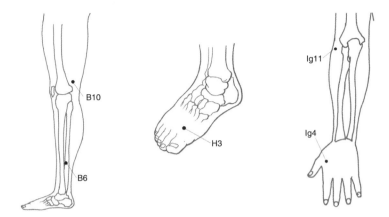

- El punto que se encuentra entre el primer y el segundo dedo del pie, a dos dedos de distancia de la curva entre ambos (H3).

Hierbas chinas

- Aplica la hierba patentada Liu Shen Wan. Dependiendo de la extensión de la zona infectada, muele de 100 a 200 gránulos de Liu Shen Wan hasta convertirlos en un polvo fino. Aplica el polvo directamente en la zona afectada si las ampollas ya están rotas. Si no es así, mezcla el polvo con vinagre de arroz y aplica. Si tienes alguna reacción alérgica, no continúes.

Hipertensión (presión sanguínea alta)

¿Qué es y cuál es su causa?

La presión sanguínea alta no suele presentar síntomas. Hoy en día, los médicos recomiendan que las presiones ideales estén por debajo de 120 en el caso de la sistólica y de 80 en el de la diastólica. Tu presión sanguínea fluctúa normalmente de acuerdo al tipo de actividad realizada. Las arteriolas juegan un papel muy importante en la regulación de la presión sanguínea. Si están constreñidas, tu presión arterial aumenta.

En la mayoría de los casos, la razón por la cual los sistemas de regulación no funcionan correctamente es desconocida. Varias investigaciones demuestran que el estrés, el tabaquismo, la obesidad, las altas ingestiones de sodio y los factores genéticos están relacionados. La hipertensión puede causar embolias, diabetes y enfermedades coronarias y renales.

¿Cuándo debes acudir al médico?

Sométete a revisiones regularmente para comprobar el estado de tu presión sanguínea. Si tienes un historial familiar con esta dolencia o padeces alguna enfermedad cardíaca, debes hacerte chequeos con mayor frecuencia. Si tienes hipertensión, debes estar siempre bajo el cuidado de tu médico para que oriente tu tipo de vida o te recomiende algunos medicamentos.

¿Qué debes hacer en tu vida diaria?

- Toma tu medicación sin falta y sigue las prescripciones.
- Mantén bajo el consumo de sodio.
- Haz ejercicio cada día. Hay investigaciones que demuestran que el tai chi es una elección excelente en estos casos. Caminar bajo la lluvia también es bueno. Los iones negativos te calman y disminuyen la presión sanguínea. Si tu presión sanguínea es moderada, puedes hacer ejercicios aeróbicos como el *footing* o ir en bicicleta. Subir escaleras es otra opción.
- Toma tus comidas con regularidad. Come más frutas y verduras frescas. Ingiere, particularmente, setas chinas secas u hongos chinos comestibles, tanto blancos como negros.
- Hazte pruebas regularmente para comprobar tus niveles de colesterol.
- Bebe mucha agua. El té verde y el agua mineral son buenos para ti. Bebe sólo cantidades moderadas de vino tinto.
- Toma una ducha caliente de veinte minutos cada día. La clave está en la temperatura, la cual no debe ser muy alta, sobre los 50 °C. Recuerda mantener tu baño también caliente. Salir de una ducha caliente y encontrarse con un baño frío constreñirá los conductos sanguíneos.
- Lleva ropas holgadas y de abrigo. El frío aumenta la presión sanguínea. Tu corbata y tu cinturón no deben apretarte. El calzado no debe ir ni muy apretado ni muy holgado. Lleva un sombrero blando y caliente durante el invierno.
- Si eres anciano, debes hablar menos y escuchar más. Hablar alto sube la presión sanguínea.
- Si tienes sobrepeso, controlar tu peso es crucial para reducir tu presión sanguínea.

¿Qué es lo que no debes hacer?

- No te enfades, ya que esta emoción hace subir la presión arterial. Utiliza la distracción, la expresión verbal, la moderación o la prevención para deshacerte de tu enfado. Aprende a usar el llanto como medio para aliviar tu dolor y tristeza.
- No veas películas de suspense, de miedo o de acción, ya que cualquier fluctuación emocional no es buena para tu presión sanguínea.
- No fumes.
- Evita exponerte a condiciones de frío.
- No faltes a tu desayuno o comas mucho para cenar.
- No reduzcas tu presión sanguínea demasiado rápido.
- No dejes el tratamiento cuando tu presión sanguínea se estabilice correctamente.
- No cambies de posición corporal de repente, en especial si tu edad es avanzada.
- Evita el estreñimiento. Mantén una evacuación intestinal regular.

Remedios populares

- Utiliza una almohada de crisantemo para dormir:
  Ingredientes. 650 g de flor de crisantemo, 250 g de ligusticum, 120 g de dang gui, 120 g de corteza de *Paeonia sufructicosa andr.*, 120 g de ledebouriella.
  Procedimiento. Utiliza dos capas de tela de algodón para hacer la almohada. Llénala con las hierbas. Cámbiala cada seis meses. También puedes utilizar tan sólo la flor de crisantemo.
- Trabaja con tus pies:
  - Pon tus pies en remojo cada día. Añade 30 g de bicarbonato sódico en un recipiente con agua caliente. Introduce los pies en el recipiente durante veinte minutos. Añade más agua caliente para mantener el calor. Pon atención y no te quemes. Si tienes alguna reacción alérgica, no continúes.
  - Siéntate en una silla. Pon una pierna encima de la otra. Rota el tobillo veinte veces en la dirección de las agujas del reloj. Cambia de pierna y repite la misma secuencia. Utiliza los dedos de la mano para rotar quince veces los dedos gordos de los pies. Masajea tus dedos y todo el pie por encima. Céntrate en el llamado «punto de la presión sanguínea» (ver ilustración en la página 159).
  - Utiliza una botella de plástico vacía para golpearte las plantas de los pies suavemente durante diez minutos. Hazlo de manera rítmica. Cén-

trate en particular en el punto situado a un tercio de distancia entre los dedos y el talón (R1).

◆ Pon un tubo de aspiradora en el suelo y hazlo rodar con la planta de los pies y con los dedos durante veinte minutos.

■ Practica los siguientes pequeños trucos siempre que dispongas de tiempo libre:

◆ Pellizca todo el borde del lóbulo de la oreja y la zona posterior donde ésta se une a la cabeza. Presiona suavemente la parte posterior de la oreja.

◆ Frota y presiona suavemente la palma de la mano derecha, desde el centro hasta la punta del dedo corazón, hasta que la sientas caliente. Cambia de mano y repite este procedimiento.

Terapia alimenticia

■ Toma plátanos cocidos:

Ingredientes. 1 plátano maduro.

Procedimiento. Pela un plátano y córtalo en varios trozos. Ponlos en una sartén con una taza de agua. Lleva a ebullición. Cuece a fuego lento durante diez minutos. Come un plátano al día durante un período prolongado.

■ Toma cacahuetes remojados con vinagre:

Ingredientes. 100 g de cacahuetes de piel roja, 300 ml de vinagre de arroz.

Procedimiento. Pon los cacahuetes en remojo en vinagre durante quince días. Come diez cada vez, dos veces al día, durante un período largo. Asegúrate de lavarte los dientes después de comerlos.

■ Toma sopa de hoja de loto:

Ingredientes. 4 g de hojas secas de loto (disponibles en tiendas chinas de comestibles).

Procedimiento. Primero, lava las hojas de loto. Déjalas en remojo toda la noche. Córtalas en trocitos y ponlas en una olla con dos tazas de agua. Lleva a ebullición. Cuece a fuego lento durante diez minutos. Divide en dos porciones para dos días. Tómala tres veces al día. Calienta la sopa antes de tomarla.

■ Toma sopa de alubias rojas pequeñas:

Ingredientes. 60 g de alubias rojas pequeñas.

Procedimiento. Pon las alubias a remojar en cuatro vasos de agua toda la noche. Ponlo todo en una olla y llévalo a ebullición. Cuece a fuego lento durante una hora. Bebe 100 ml cada vez, tres veces al día.

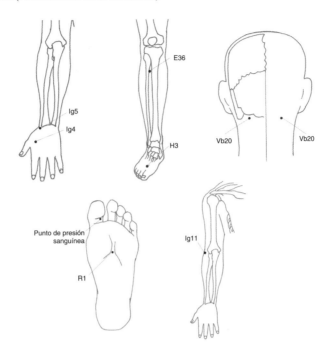

■ Bebe vino de salvia:

    Ingredientes. 120 g de salvia, 1 botella de vino tinto.

    Procedimiento. Pon la salvia a macerar en el vino durante 30 días. Toma 30 ml cada mañana y cada tarde.

Masaje chino

■ Ata juntos diez palillos de los dientes y estimula ligeramente los siguientes dos puntos para reducir la presión sanguínea. Presiona con suavidad durante diez minutos, dos veces al día:

    ◆ En el revés de la mano, donde el pliegue de la muñeca se encuentra con la línea del pulgar (Ig5).

    ◆ Con tu dedo pulgar contra el índice, la protuberancia mayor del pliegue carnoso situado entre ambos dedos (Ig4).

■ Utiliza las técnicas siguientes y aplica el masaje una vez al día:

    ◆ Frota la frente. Frótate treinta veces desde el punto medio situado entre las dos cejas hasta la línea donde empieza el cabello. Frótate treinta veces desde la línea vertical media de la frente hacia ambos lados.

    ◆ Masajea las sienes. Presiona y masajea suavemente las sienes de forma circular y hacia atrás. Hazlo treinta veces. Presiona y masajea treinta veces el punto central situado en la parte más alta de la cabeza .

- ◆ Frótate la cara. Frota las manos entre sí hasta que estén calientes. Frótate, con las palmas de las manos, desde la parte alta de la frente, primero hacia abajo y luego hacia los lados. A continuación, frota treinta veces desde ambos lados de la nariz hacia arriba.
- ◆ Presiona suavemente y masajea el punto localizado en la depresión que se encuentra en la base del cráneo, en el exterior de los dos músculos mayores de la nuca, los cuales puedes sentir al inclinar la cabeza (Vb20).
- ◆ Presiona con suavidad el punto situado a dos dedos de distancia del espacio entre el primer y el segundo dedo del pie (H3).
- ◆ Presiona ligeramente el punto localizado al final del pliegue del codo cuando éste se halla doblado (Ig11).
- ◆ Presiona con suavidad el punto situado cuatro dedos por debajo del borde inferior de la rótula y a un pulgar de distancia al exterior de la tibia (E36).

Qi gong

- ■ Haz lo siguiente paso a paso y repite tres veces. Tómate un descanso después de cada ciclo:
  - ◆ Estírate. Cierra los ojos ligeramente. Haz una respiración profunda.
  - ◆ Repítete: «Ambos lados de la cabeza están relajados, mis hombros están relajados, mis brazos están relajados, mis muñecas están relajadas, mis manos están relajadas, mis diez dedos están relajados».
  - ◆ Repítete: «Mi cara está relajada, mi nuca está relajada, mi pecho está relajado, mi abdomen está relajado, mis muslos están relajados, mis rodillas están relajadas, mis pies están relajados, mis dedos de los pies están relajados».
  - ◆ Repítete: «La parte posterior de la cabeza está relajada, mi nuca está relajada, mi espalda está relajada, mis lumbares están relajadas, la parte posterior de mis muslos está relajada, la parte posterior de mis rodillas está relajada, mis dos pantorrillas están relajadas, las plantas de mis pies están relajadas».

Hierbas chinas

- ■ Toma té de dogbane:
  Ingredientes. 2 g de dogbane.

Procedimiento. Añade el dogbane al agua hirviendo para hacer la infusión. Bebe una vez al día.

- Si tienes la vista borrosa, estás mareado, tienes pitidos en los oídos o insomnio, toma la hierba patentada Zhi Bai Di Huang Wan. Sigue las instrucciones.
- Si tienes la cara enrojecida, dolor de cabeza o la boca seca con una sensación amarga, toma la hierba patentada Niu Huang Jiang Ya Wan. Sigue las instrucciones.

Hipotensión (presión sanguínea baja)

¿Qué es y cuál es su causa?

Si tu presión sanguínea está por debajo de 90/60 se considerará que es baja (hipotensión). La presión sanguínea normal está alrededor de 120/80. Los síntomas más comunes de la presión sanguínea baja son mareos, fatiga o dolores de cabeza. La hipotensión ortostática es un tipo peligroso de presión sanguínea baja, que se manifiesta cuando nos levantamos, nos sentamos o nos estiramos con demasiada rapidez. Junto con la arteriosclerosis, la hipotensión puede ser la causa de muchos desequilibrios hormonales relacionados con la diabetes u otras afecciones.

¿Cuándo debes acudir al médico?

Una presión sanguínea baja repentina puede significar, en algunas ocasiones, que estás en una situación muy crítica. Debes ir a urgencias inmediatamente. Si tienes una presión sanguínea baja crónica, debes acudir al médico.

¿Qué debes hacer en tu vida diaria?

- Mantén una buena nutrición. Come más cordero, pimienta, jengibre, ñame chino, alubias y comida picante. Toma suficiente sal en tu dieta.
- Toma mucha agua. Bebe té o café.
- Tomar baños calientes y de corta duración puede ayudar.
- Descansa y duerme lo suficiente. El sobreesfuerzo hace que la presión sanguínea aumente.
- Si te sientes mareado al levantarte, sigue los tres pasos siguientes:

- ◆ Mantente tumbado en la cama durante treinta segundos. Mientras tanto, trata de mover tus extremidades, frotarte la cara y masajearte el abdomen.
- ◆ Cambia a una posición sentada durante treinta segundos.
- ◆ Finalmente, sal de la cama despacio.
- Haz ejercicio regularmente: camina, haz *footing* o tai chi. Aumenta tu volumen de trabajo de manera gradual.
- En caso de tener una enfermedad subyacente que pueda llevarte a una presión sanguínea baja, trátala de inmediato.

¿Qué es lo que no debes hacer?

- No dejes de tomar el desayuno cada día, ya que esto podría causar una presión baja.
- No comas apio, melón de invierno, alubias rojas pequeñas o espino.
- Evita las actividades que requieran mucho esfuerzo físico y subir a altitudes elevadas.
- Evita estar de pie durante mucho tiempo o cambiar la postura corporal demasiado a menudo.

Remedios populares

- Tomar alternativamente baños fríos y calientes puede solucionar tu problema. Separa dos palanganas, una con agua caliente a 45 °C y la otra con agua fría a 25 °C. Pon tus brazos y piernas en el agua caliente durante un minuto. A continuación, ponlos en el agua fría durante treinta segundos. Repite cinco veces. Para finalizar, pon tus brazos o tus piernas en agua caliente.
- Las siguientes recetas pueden ayudarte:
  - ◆ Toma té fuerte y encurtidos con frecuencia.
  - ◆ Toma diez dátiles rojos, dos veces al día
  - ◆ Come cinco nueces, tres veces al día
  - ◆ Toma 8 g de arilos de longan al día (disponibles en tiendas chinas de comestibles)
  - ◆ Añade jengibre a tu dieta.

Terapia alimenticia

- Bebe licor de fruta de lycium:

  Ingredientes. 100 g de fruta de lycium, 150 g de azúcar y 750 ml de vodka de 80º.

  Procedimiento. Pon la fruta de lycium y el azúcar a macerar en vodka durante dos meses. Guarda el licor en una habitación fría pero no en la nevera. Se volverá espeso y pegajoso. Toma 20 ml de esta tintura alcohólica con 30 ml de agua antes de las comidas.

- Come pollo con piña:

  Ingredientes. 300 g de piña fresca, 100 g de pechuga de pollo, sal, aceite.

  Procedimiento. Corta la piña y el pollo. Fríelos a fuego lento y con poco aceite hasta que estén bien hechos. Añade sal. Come al día siguiente.

Masaje chino

- En casos agudos, utiliza la punta del dedo pulgar para presionar el pliegue situado debajo de la nariz, un poco más arriba del punto medio entre la nariz y el labio (Vg26). Presiona el punto que está a dos pulgares de distancia del pliegue anterior de la muñeca, entre los dos tendones, justo donde se abrocha el reloj (Mc6).
- Utiliza la punta del pulgar para presionar suavemente el punto central superior de la zona más alta de la cabeza, en la línea imaginaria que une los extremos superiores de las orejas (Vg20). A continuación, utiliza el dedo corazón para presionar y masajear el mismo punto durante un minuto.

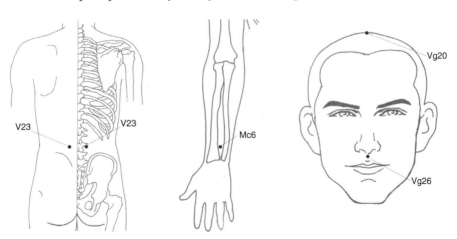

- Utiliza los nudillos de ambas manos para presionar y masajear con suavidad los puntos que se encuentran por encima de la cintura, a dos dedos de distancia de ambos lados de la espina dorsal (V23). Hazlo durante un minuto.

Hierbas chinas

- Toma la hierba patentada Bu Zhong Yi Qi Wan. Sigue las instrucciones.
- Come pollo con hierbas:
  Ingredientes. 1 gallina, 15 g de raíz de astrágalo, 8 g de Gastrodine, 8 g de cebolla verde, 8 g de jengibre, 10 ml de vino chino de cocina, 8 g de pieles de mandarina, sal, pimienta.
  Procedimiento. Pon la gallina en remojo en agua recién hervida durante dos minutos. Envuelve las hierbas en una gasa, ponlas en el interior de la gallina e introduce ésta en una olla. Añade la cebolla verde, el jengibre, la sal, el vino, las pieles de mandarina y el agua suficiente para cubrir los ingredientes. Cuece a fuego lento hasta que esté bien hecha. Retira las hierbas, añade un poco de pimienta y divide en tres porciones. Come una porción al día durante tres días.

Hombros (dolor crónico)

¿Qué es y cuál es su causa?

El dolor de hombros puede tener muchas causas. Hay tres tipos comunes:
- Hombro congelado: dolor serio en el hombro con restricción del movimiento. Está causado por una inflamación de la articulación del hombro.
- Lesión de rotación del puño: consiste en el desgarro, la distensión o la rotura de los músculos o los tendones que conectan la parte superior del brazo con la escápula del hombro. La causa más frecuente es una excesiva actividad de los brazos por encima de la cabeza o simplemente el envejecimiento.
- La osteoartritis es otra posible causa del dolor de hombros.

¿Cuándo debes acudir al médico?

Si no puedes mover el brazo, tu dolor es serio o no mejora con el autotratamiento, debes acudir al médico.

¿Qué debes hacer en tu vida diaria?

- Escoge la almohada adecuada para mantener la columna en una posición natural mientras duermes. Esto evitará un hombro inflamado, especialmente en las personas mayores.
- Mantén siempre tu hombro caliente. Nunca duermas al aire libre ni te pongas junto a una ventana abierta. Cuando haga calor, no pongas el hombro frente al ventilador durante largo rato.
- Mueve y ejercita tu hombro. Hazlo gradualmente. No esperes que el dolor desaparezca en un plazo corto. Los movimientos pasivos son un buen primer paso. Si le pides a alguien que te ayude con el movimiento pasivo, que empiece lenta y suavemente. El ejercicio es crucial para recuperar la funcionalidad de tu hombro.
- Para un caso agudo, aplica hielo sobre la zona dolorosa de quince a veinte minutos, tres veces al día. Cuando la inflamación desaparezca, aplica un cojín de calor durante veinte minutos, tres veces al día.
- Come más alimentos calientes y tonificantes como el cordero, las nueces, el jengibre y el ñame chino. Come más tofu y otros productos de alubias.
- En casos crónicos, toma un baño caliente regularmente (tan caliente como te resulte cómodo). Si no puedes mover o levantar el brazo, debes hacer los siguientes ejercicios durante o justo después del baño:
  - ◆ Pon la palma de la mano del brazo afectado contra la pared. Mueve los dedos hacia arriba lentamente, como si subieras el brazo hacia el techo. Levanta el brazo despacio tanto como puedas. Cuando llegues al límite, déjalo ahí durante diez segundos. A continuación, bájalo poco a poco.
  - ◆ Lentamente, dobla tu brazo hacia atrás, como si intentaras alcanzar la parte superior de tu espalda. De manera gradual, intenta llegar al punto que alcanzas por delante.
  - ◆ Levanta y dobla tu codo lentamente. Trata de alcanzar la parte superior de la oreja del mismo lado. A continuación, intenta pasar tu brazo por encima de la cabeza y llegar hasta la parte superior de la otra oreja.
  - ◆ Después de vestirte, estando de pie en mitad de la habitación, mueve lentamente tus brazos hacia adelante y hacia atrás, como si nadaras en estilo libre o como si hicieras espalda. Hazlo durante dos minutos.

¿Qué es lo que no debes hacer?

- No lleves calzado de tacón alto. Esta puede ser la causa de dolor.
- Evita la comida fría.

Remedios populares

- Cuando tomes un baño, utiliza un cepillo para golpear tu espalda suavemente durante cinco minutos. Esto estimulará tu cuerpo como un manojo de agujas de acupuntura. Empieza en la base de tus cervicales y desplaza los golpes hacia los hombros. A continuación, sigue de nuevo desde las cervicales hasta la parte superior de la espalda. Si tu caso es agudo, no hagas este ejercicio.
- Para casos crónicos, utiliza una aspiradora a baja potencia para masajear tu hombro. Retira la cánula o el cepillo del tubo de la aspiradora. Utiliza la apertura del tubo para succionar suavemente los siguientes puntos. Cada succión debe durar diez segundos. Repite este proceso dos veces.
  - El lugar más doloroso.
  - El punto situado, en línea recta, por debajo de los lóbulos de las orejas, justo en la parte superior de la espalda (Vb21).
  - El punto más alto de la espalda, delante de la depresión que se forma cuando levantas el brazo paralelo al suelo (Ig15).
- En un caso crónico, aplica pasta caliente de patata:
  Ingredientes. 1 patata, 1 cucharada sopera de harina.
  Procedimiento. Haz la pasta de patata con un exprimidor. Escurre el agua sobrante. Mezcla la pasta con harina. Métela en una gasa y ponla encima de la zona dolorida de tu hombro. Cubre con un plástico transparente y con una almohadilla caliente durante diez minutos. Repite este procedimiento dos veces al día durante una semana.
- Aplica tofu con vinagre:
  Ingredientes. Tofu, vinagre de arroz.
  Procedimiento. Corta una rodaja de tofu de 0,5 cm de grosor y hazle muchos agujeros con un tenedor. En casos agudos, mete el tofu en el congelador durante tres minutos. Empápalo con vinagre. Aplica sobre la zona afectada durante quince minutos. En casos crónicos, utiliza un microondas para calentar el tofu y ponerlo sobre la zona afectada durante veinte minutos. Recalienta el tofu si es necesario. Si tienes una reacción alérgica de la piel, no continúes.
- Sopla el dolor: Enciende un secador del cabello a baja potencia. Aplica aire caliente sobre la zona dolorida y, desde el lateral de la rodilla hacia abajo, hasta la mitad de la pierna. Hazlo durante tres minutos. En un caso agudo, sólo aplica el aire sobre la pierna. Si sientes demasiado calor, separa el secador. Ten cuidado y evita quemarte.
- Manipula las bolas chinas para la salud (disponibles en herboristerías chinas) durante veinte minutos. Puedes utilizar sólo una bola o dos simultáneamente en una mano. Hay seis meridianos que corren por las manos, y algunos de ellos pasan por el hombro.

Terapia alimenticia

■ Toma jugo de limón cada día. El limón neutraliza el ácido láctico, que causa dolor de hombro.

■ Toma licor de hierbas:

Ingredientes. 8 g de alazor, 8 g de raíz de *Cyathula*, 8 g de *Ligusticum*, 500 ml de vodka de 80°.

Procedimiento. Pon las hierbas a macerar en el vodka durante una semana. Remueve bien la botella cada día. Bebe 15 ml del licor con 20 ml de agua dos veces al día con el estómago vacío.

Masaje chino

■ Escoge los puntos siguientes y masajéalos durante uno o dos minutos. En un caso agudo, no masajees la zona dolorida.

◆ Utiliza los dedos para presionar y masajear suavemente el exterior de tu brazo, desde los dedos hasta el hombro. Luego, hazlo desde el interior del brazo hasta la palma de la mano.

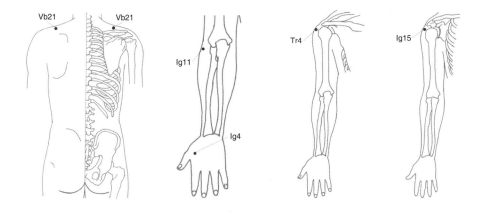

■ Pon el antebrazo sobre la mesa. Utiliza la palma de la mano o los dedos para frotar, golpear y masajear suavemente la zona afectada de tu hombro y la parte superior del brazo, en especial las zonas delantera y lateral. Empieza con suavidad e incrementa la presión gradualmente.

■ Utiliza el talón de la mano y los dedos (a excepción del pulgar) para agarrar la articulación dolorida del hombro. Con los dedos pulgar, índice y corazón, pellizca el tendón de tu axila.

■ Balancea tus brazos adelante y atrás durante dos minutos. Incrementa gradualmente la amplitud y la rapidez de los movimientos.

- Utiliza el dedo corazón para presionar con suavidad los puntos situados debajo de los lóbulos de las orejas, justo en la parte superior de la espalda (Gb21). Mientras tanto, trata de mover la articulación del hombro.
- Levanta tu brazo en paralelo al suelo. Encuentra la depresión situada por delante de la parte superior del hombro (Ig15). Utiliza el dedo corazón para presionar con suavidad este punto. Baja tu brazo lentamente y sigue presionando.
- Levanta el brazo hacia el lado, paralelo al suelo. Encuentra la depresión situada por detrás de la parte superior del hombro (Tr14). Utiliza tu dedo corazón para presionar suavemente este punto. Baja tu brazo lentamente y continúa apretando.
- Utiliza el pulgar para presionar ligeramente el punto situado al final del pliegue de la articulación del codo, con éste flexionado por delante del pecho (Ig11).
- Con un pulgar contra el dedo índice, utiliza tu otro pulgar para presionar la parte superior del pliegue entre ambos dedos (Ig4).

Hierbas chinas

- Para un caso agudo, toma la hierba patentada Mu Gua Wan. Sigue las instrucciones.
- Para un caso crónico, toma la hierba patentada Da Huo Luo Wan. Sigue las instrucciones.
- Utiliza la tintura de hierbas patentada Yu Nan Bai Yao para frotar tu espalda. Sigue las instrucciones.
- Aplica un parche caliente de hierbas llamado Moxibustión China. Sigue las instrucciones.

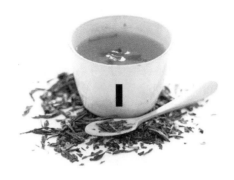

Impotencia

¿Qué es y cuál es su causa?

La impotencia es la incapacidad para alcanzar y mantener una erección duran-te una relación sexual. Muchos factores físicos y psicológicos pueden ser los causantes de este problema: problemas arteriales, desequilibrios nerviosos, enfermedades del corazón, diabetes, ansiedad, depresión y efectos secundarios de ciertos medicamentos.

¿Cuándo debes acudir al médico?

Si tienes una dificultad persistente en alcanzar y mantener tu erección, o si ob-servas que tienes este problema después de tomar alguna medicación, debes acudir al médico.

¿Qué debes hacer en tu vida diaria?

- Reduce el estrés y relájate. La ansiedad es la causa principal de la impo-tencia.

- Come más cordero, nueces, alubias negras, sopa de hueso, dátiles y semillas de sésamo o de loto. Todos estos alimentos aumentan la potencia masculina desde el punto de vista de la medicina china. Come alimentos ricos en cinc como las ostras, la ternera y los huevos. Y también come más alimentos ricos en arginina como el ñame chino, el tofu congelado, el calamar y la sepia.
- Si tienes un problema de próstata, trátalo rápido.

¿Qué es lo que no debes hacer?

- No mantengas una actividad sexual intensa si te sientes débil físicamente. Un exceso de actividad sexual es un factor común para la impotencia. Durante el tratamiento de tu impotencia, no mantengas relaciones sexuales.
- No bebas alcohol. Los alcohólicos tienen más problemas de erección.
- No fumes. Fumar durante un período largo de tiempo reduce la circulación sanguínea en el pene.
- No lleves pantalones apretados o vayas en bicicleta mucho rato. La presión o la fricción de los genitales ayuda a la impotencia.
- No hagas sobreesfuerzos y descansa bien.
- Reduce la ingesta de alimentos ricos en colesterol.
- No tengas vergüenza de acudir al médico para consultarle tu problema. Tu cónyuge o tu pareja deben animarte para que visites al médico.

Remedios populares

- Aplica jengibre e hinojo en el ombligo:
  Ingredientes. 8 g de hinojo, 8 g de jengibre, miel.
  Procedimiento. Fríe el jengibre, con poco aceite y a fuego lento, hasta que se oscurezca. Muele el jengibre y el hinojo hasta convertirlos en un polvo fino. Mezcla el polvo con un poco de miel para hacer una pasta. Aplícalo a tu ombligo y sostenlo ahí con un vendaje. Mantenlo durante tres horas al día durante una semana. Si tienes una reacción alérgica, no continúes este tratamiento.

Terapia alimenticia

- Come nueces y castañas. Machaca 15 g de cada fruto y añade una cucharadita de azúcar. Come una vez al día.

- Toma tintura vinosa de langostinos:

  Ingredientes. 400 g de langostinos, 180 ml de vodka de 80°, 360 ml de vino chino de cocina.

  Procedimiento. Primero, lava los langostinos. Ponlos a macerar en el vodka, en un recipiente cerrado, todo un día. Retira el licor. Utiliza el vino para cocer los langostinos durante dos minutos (la mayor parte del alcohol se evaporará). Divide en dos porciones. Toma una porción, incluyendo el líquido, una vez al día durante tres días. Repite el proceso tres veces.

- Toma tintura alcohólica de caballito de mar:

  Ingredientes. 2 caballitos de mar (disponibles en herboristerías chinas), 500 ml de vodka de 80°.

  Procedimiento. Lava los caballitos y sécalos. Ponlos en remojo en el vodka, en un recipiente cerrado, durante quince días. Mezcla 15 ml de agua con 15 ml del licor. Bebe antes de acostarte.

- Toma tintura vinosa de hierbas:

  Ingredientes. 120 g de *Epimedium*, 500 ml de vodka de 80°.

  Procedimiento. Machaca el *Epimedium* y ponlo en una bolsa de tela de algodón esterilizada. Pon la bolsa en remojo en el vodka, en un recipiente cerrado, durante tres días. Mezcla 15 ml de agua con 15 ml del licor. Tómalo dos veces al día.

- Toma camarones de río con cebolletas chinas:

  Ingredientes. 120 g de cebolletas chinas, 250 g de camarones de río, 1 cucharada de aceite de cocina, sal.

  Procedimiento. Corta las cebolletas en trozos no superiores a los 2 cm. Fríe las cebolletas y los camarones, con media cucharadita de sal, en el aceite y a fuego lento. Come dos veces al día.

- Come cordero con ajo:

  Ingredientes. 250 g de cordero, 15 g de ajo.

  Procedimiento. Cuece el cordero con dos vasos de agua hasta que esté bien hecho. Corta la carne y mézclala con ajo machacado. Añade salsa de soja y cayena.

Masaje chino

Escoge entre los siguientes masajes y practícalos una vez al día:

- Siéntate en una silla. Pon ambas manos en la línea media de tu espalda. Frotando, bájalas hasta el final del cóccix. Hazlo cien veces, hasta que tengas una sensación de calor. Utiliza las palmas de ambas manos para amasar y frotar las zonas lumbar y sacra.

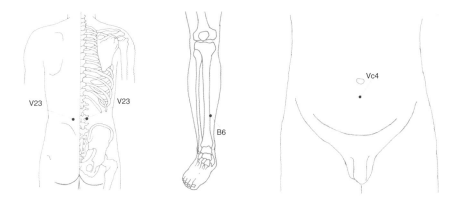

- Utiliza tus dedos para presionar suavemente los puntos situados por encima de la cintura, a dos dedos de distancia a ambos lados de la espina dorsal (V23). Hazlo durante dos minutos.
- Utiliza el pulgar para presionar y masajear con suavidad el punto localizado en la línea media del abdomen, a cuatro dedos por debajo del ombligo (Vc4). Hazlo durante un minuto. Utiliza los dedos para apretar suavemente, durante un minuto, el relieve formado justo por encima de la raíz del pene.
- Pon la mano derecha en la raíz de los testículos y levántalos ligeramente junto con el pene. Utiliza tu mano izquierda para apretar suavemente la zona situada justo por debajo del ombligo. Al mismo tiempo, constriñe los esfínteres del ano. Repite veinte veces.
- Túmbate boca arriba. Utiliza las dos palmas de las manos para empujar desde el esternón hasta el pubis cien veces. Empieza de manera muy suave y aumenta la presión gradualmente.
- Utiliza tus dedos para apretar y masajear suavemente durante un minuto el punto situado cuatro dedos por encima del maléolo interno, justo por detrás de la tibia (B6).

Hierbas chinas

- Si tu impotencia está causada por el estrés u otros factores emocionales, toma la hierba patentada Xiao Yao Wan. Sigue las instrucciones.
- Si tienes una complexión débil, malestar de espalda o una sensación fría en el pene, el abdomen y las extremidades, toma la hierba patentada Nan Bao. Sigue las instrucciones.
- Si tu función eréctil es normal durante la vida cotidiana, pero falla en el momento de la penetración, toma la hierba patentada Zhi Bai Di Huang Wan. Sigue las instrucciones.

Incontinencia urinaria (enuresis)

¿Qué es y cuál es su causa?

Es la incapacidad de la vejiga para contener la orina. La orina se libera con cualquier movimiento que presione el vientre. Junto al envejecimiento, la incontinencia urinaria puede ser causada por medicamentos, infecciones del tracto urinario, lesión de los nervios, problemas de próstata en los hombres, y debilitamiento de los músculos del suelo pélvico después del parto en las mujeres.

¿Cuándo debes acudir al médico?

Si experimentas una pérdida abrupta del control de la vejiga o tu incontinencia afecta a tu vida diaria, acude al médico.

¿Qué debes hacer en tu vida diaria?

- Establece un horario regular para ir al baño, tanto si sientes necesidad como si no. Quédate más tiempo en el lavabo e intenta vaciar la vejiga por completo. Aumenta gradualmente el intervalo entre las visitas al lavabo.
- Bebe cuanto acostumbres, pero controla la ingesta de líquidos por la noche. Asegúrate de orinar antes de acostarte.
- Si conoces el tipo de situación que causa la pérdida del control de la vejiga (por ejemplo, reír, toser o estornudar), para evitar las pérdidas cruza las piernas cuando estas situaciones se presenten.

¿Qué es lo que no debes hacer?

- Limita el consumo de alcohol, café, bebidas gaseosas o té. Estas sustancias pueden estimular la enuresis.
- No utilices edulcorantes artificiales ya que pueden irritar la vejiga.

Remedios populares

- Si sientes que estás al borde de perder el control de la vejiga, mantente quieto y en calma. Utiliza tu pulgar para presionar y masajear suavemente el punto situado cuatro dedos por encima del maléolo interno, justo detrás de la tibia (B6). Cuando el impulso se calme, ve lentamente hasta el lavabo.

■ Pon polvo de pimienta negra en una bolsa pequeña de algodón y colócala sobre tu ombligo. Utiliza un vendaje para fijarla y duerme con ella toda la noche. Hazlo durante una semana. Si tienes alguna reacción alérgica, no continúes.

■ Come huevos con granos de pimienta blanca. Abre un agujero pequeño en un huevo crudo. Inserta cinco granos de pimienta blanca y cierra el agujero con papel. Cuece hasta que esté bien hecho. Come dos huevos al día antes de irte a dormir. Tómalos sin agua.

■ Frota con licor de jengibre:
    Ingredientes. 30 g de jengibre, 100 ml de vodka de 80º.
    Procedimiento. Machaca el jengibre y échalo en el vodka. Antes de acostarte, moja una gasa en el vodka y frota con ella durante un minuto la línea media situada por debajo del ombligo. Repite cada noche durante cinco días. Si tienes una reacción alérgica, no continúes.

Terapia alimenticia

■ Come nueces, dátiles rojos y semillas de sésamo:
    Ingredientes. 15 g de nueces, 8 g de semillas negras de sésamo, 5 dátiles rojos deshuesados.
    Procedimiento. Pasa las nueces, los dátiles y las semillas de sésamo por la sartén a fuego lento hasta que se doren. Machácalos y come dos veces al día.

■ Come lichi seco (fruto asiático). Come a diario diez lichis secos durante una semana.

■ Bebe té de estigmas de maíz. Pon 30 g de estigmas de maíz en dos tazas de agua caliente en una olla. Lleva a punto de ebullición. Hierve a fuego lento durante diez minutos. Añade una cucharada sopera de azúcar y bebe una vez al día durante una semana.

Masaje chino

■ Utiliza el pulgar para masajear y presionar suavemente el punto situado cuatro dedos por encima del maléolo interno, justo detrás del hueso de la tibia, durante dos minutos (B6).

■ Con tu pulgar, presiona y masajea con suavidad el punto que se encuentra en la línea media del abdomen inferior, a una mano de distancia (con los dedos unidos) por debajo del ombligo (Vc3). Hazlo durante un minuto.

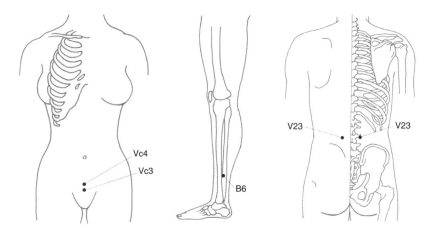

- Utiliza tu pulgar para presionar y masajear ligeramente el punto localiza-do en la línea media del abdomen inferior, a cuatro dedos de distancia por debajo del ombligo (Vc4). Hazlo durante un minuto.
- Utiliza los dedos de las manos para agarrar y soltar diez veces los múscu-los situados justo por debajo del ombligo. Utiliza la palma de la mano para frotar suavemente tu ombligo. Frota en la dirección de las agujas del reloj hasta que sientas calor en esa zona.
- Utiliza el talón de la mano para presionar y masajear suavemente los puntos situados por encima de la cintura, a dos dedos de distancia de la columna (V23). Hazlo durante un minuto.

Terapia de calor

Enciende un bastoncillo de moxa (disponible en herboristerías chinas). Mué-velo en círculos, con un diámetro de entre 2 a 4 cm, a partir del punto medio en-tre el ombligo y el pubis. Hazlo diez minutos de una a dos veces al día. Sé cui-dadoso y no permitas que el bastoncillo o sus cenizas te quemen.

Hierbas chinas

- Toma la hierba patentada Bu Zhong Yi Qi Wan. Sigue las instrucciones.

Infecciones por hongos

¿Qué es y cuál es su causa?

Las infecciones por hongos están causadas por un crecimiento desmesurado de éstos alrededor de la vagina. Aunque los hongos son un habitante normal, algunos factores ambientales, como los desequilibrios hormonales y los antibióticos, pueden causar su crecimiento descontrolado. Las infecciones por hongos se caracterizan por picores, sensación de ardor y secreciones malolientes.

¿Cuándo debes acudir al médico?

Si el autotratamiento no funciona o tienes infecciones recurrentes, acude al médico.

¿Qué debes hacer en tu vida diaria?

- Intenta determinar las causas que pueden provocar las infecciones como, por ejemplo, una diabetes preexistente. Consulta con tu médico para saber si estás tomando demasiados antibióticos.
- Lleva ropa interior de algodón y cámbiatela con frecuencia. Desinfecta la ropa interior y las toallas que hayas utilizado. También puedes dejar de llevar ropa interior temporalmente, ya que los hongos prefieren los lugares calientes y húmedos.
- Bebe más agua.
- Tu pareja y tú debéis lavaros bien la zona genital antes de mantener relaciones sexuales. Después, se debe orinar para diluir la basicidad del semen.

¿Qué es lo que no debes hacer?

- No comas demasiados dulces o picantes.
- No bebas alcohol.

Remedios populares

- Lávate con vinagre y fruto de fresno espinoso.

Ingredientes. 5 frutos de fresno espinoso, 150 ml de vinagre de arroz negro, 500 ml de agua.

Procedimiento. Después de hervir los ingredientes, espera a que la infusión se enfríe. Lava tu área genital cada noche. Haz primero una prueba en tu piel. Si tienes una reacción alérgica, no continúes.

■ Aplica yogur dentro y alrededor de la vagina. Lávate bien transcurridos veinte minutos. Repite dos veces al día durante una semana. El yogur puede frenar el crecimiento de los hongos.

Terapia alimenticia

■ Come ensalada de ajo. Machaca un diente de ajo. Mézclalo con una cucharada sopera de aceite de oliva. Aliña tus verduras preferidas. Come dos veces al día. Si te sientes mal del estómago, no continúes.

■ Come cinco cucharadas soperas de yogur, tres veces al día.

Masaje chino

■ Lávate con una cocción de hierbas:

Ingredientes. 15 g de ginseng amargo, 15 g de frutos de *Cnidium*, 15 g de rizoma de zarzaparrilla, 7 g de corteza de árbol de Amur *(Phellodendron)*, 7 g de fruto de fresno espinoso.

Procedimiento. Añade los ingredientes a cuatro vasos de agua y lleva a punto de ebullición. Cuece a fuego lento durante veinte minutos. Espera hasta que se enfríe y lava tu área genital con esta cocción una vez al día. Haz primero una prueba en tu piel. Si tienes alguna reacción alérgica, no continúes.

Infertilidad femenina

¿Qué es y cuál es su causa?

La infertilidad se define como la incapacidad para quedar embarazada después de un año entero de intentarlo. Algunas causas posibles incluyen problemas con la ovulación, desequilibrios hormonales, endometriosis y anormalidades en los órganos reproductores.

¿Cuándo debes acudir al médico?

Si después de un año de esfuerzos no quedas embarazada, tú y tu esposo debéis acudir al médico.

¿Qué debes hacer en tu vida diaria?

- Nútrete bien para que la pared uterina esté saludable y tenga la capacidad de implantar un huevo fertilizado.
- Práctica ejercicios no intensos como el tai chi o caminar.
- Reduce tanto el estrés físico como el psicológico, ya que podría interferir en el proceso de embarazo.
- Aprovecha las oportunidades para el embarazo. Haz una prueba de ovulación para determinar el período del mismo. Mantén relaciones sexuales durante los dos o tres días antes de la ovulación o 24 horas después.

¿Qué es lo que no debes hacer?

- No te sobreexcites. Esto sirve tanto para la mujer como para el hombre. La ansiedad puede interferir con la producción y la secreción del esperma y con la función de las trompas de Falopio. Ésta es la razón por la cual muchas parejas llegan a concebir después de haber optado por la adopción.
- No mantengas relaciones sexuales con frecuencia, especialmente antes de los días que presentan más posibilidades para la concepción. El hombre necesita tiempo para que sus niveles de esperma se recuperen después de una relación sexual.
- No bebas alcohol, fumes o comas alimentos sobrestimulantes como los granos de pimienta picante, el ajo o el jengibre.

Remedios populares

- Haz un agujero pequeño en un huevo e introduce 2 g de azafrán en él. Bate el huevo para mezclarlo bien. Cuécelo hasta que esté bien hecho. Come un huevo al día, empezando desde el primer día de la menstruación, y continúa durante los nueve días siguientes.
- Coge gelatina de piel de burro y muélela en un polvo fino. Toma 4 g al día con 50 ml de vino de arroz.

Terapia de calor

■ Utiliza un bastoncillo de moxa (disponible en herboristerías chinas) para aplicar calor en los siguientes puntos. Hazlo dos veces al día, durante quince minutos cada vez. Ten cuidado, no te quemes.

   ◆ En la línea media del abdomen, a cuatro dedos de distancia por debajo del ombligo (Vc4).

   ◆ En el centro del abdomen, a dos dedos de distancia por debajo del ombligo (Vc6).

   ◆ El punto situado cuatro dedos por encima del maléolo interno, justo detrás de la tibia (B6).

   ◆ El punto situado en la depresión que se encuentra cuatro dedos por debajo del borde inferior de la rótula y a un dedo pulgar de distancia hacia el exterior (E36).

Masaje chino

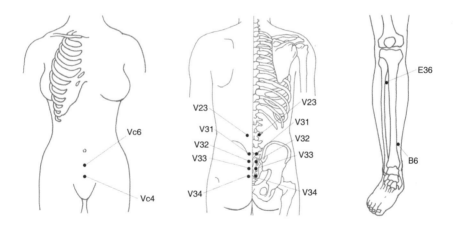

■ Pon la palma de la mano derecha sobre el ombligo. Frota suavemente, en el sentido de las agujas del reloj, durante un minuto. Aumenta la fuerza de manera gradual.

■ Pon la yema de los pulgares en los puntos situados por encima de la cintura, a dos dedos de distancia de la espina dorsal (V23). Presiona los puntos suavemente durante dos minutos.

■ Utiliza las puntas de los dedos índice, anular y meñique para golpear la zona sacra, justo a lo largo de la línea media (V31, V32, V33, V34). Hazlo durante un minuto.

- Pon las dos palmas en la zona sacra. Frota hacia arriba y hacia abajo hasta que sientas calor.
- Utiliza los dedos pulgar o índice para presionar y masajear suavemente durante un minuto los puntos mencionados en el apartado anterior de terapia de calor.

Hierbas chinas

- Si tienes coágulos pequeños y claroscuros en tu fluido menstrual, menstruaciones largas o frío en el bajo abdomen, toma la hierba patentada You Gui Wan. Sigue las instrucciones.
- Si tienes períodos irregulares con una fluctuación del fluido menstrual, con una sensación de hinchazón en el pecho, melancolía o irritabilidad, toma la hierba patentada Xiao Xiao Wan. Sigue las instrucciones.
- Si tienes retrasos en el período con poco fluido menstrual y de un color claro, una complexión pálida o pérdida de peso, toma la hierba patentada Wu Ji Bai Feng Wan. Sigue las instrucciones.
- Si eres obesa, tienes períodos irregulares y sientes plenitud en el pecho, toma la hierba patentada Er Chen Wan. Sigue las instrucciones.
- Si tienes un dolor serio durante el período que empeora al ejercer presión, y hay coágulos oscuros y morados en tu fluido menstrual, toma la hierba patentada Dang Gui Wan. Sigue las instrucciones.

Infertilidad masculina

¿Qué es y cuál es su causa?

Es la incapacidad para conseguir el embarazo después de intentarlo durante un año. La causa principal para la infertilidad masculina es una producción de esperma débil. La ansiedad crónica puede tener un impacto importante en la concepción.

¿Cuándo debes acudir al médico?

Si después de intentarlo durante un año, tu pareja no queda embarazada, ambos debéis acudir al médico.

¿Qué debes hacer en tu vida diaria?

- Intenta tener una visión optimista y relajada y no sobreestresarte.
- Una nutrición adecuada también juega un papel importante.
- Consulta con tu médico para averiguar si alguna medicación ha afectado tus niveles de esperma.

¿Qué es lo que no debes hacer?

- No fumes. Cuando fumas, la densidad y la movilidad de tu esperma son más bajas de lo normal.
- Come menos apio. Hay investigaciones que demuestran que la ingesta de mucho apio disminuye la cantidad de esperma.
- No tomes muchos baños calientes ni lleves ropa interior muy apretada.
- No vayas en bicicleta demasiado rato.
- Trata de evitar las temperaturas altas en tus testículos, ya que éstas dificultan la formación de esperma. No te pongas el ordenador portátil sobre los muslos durante ratos largos, ya que la temperatura de tus testículos puede aumentar.

Terapia alimenticia

- Come cordero con hierbas:
  Ingredientes. 100 g de cordero, 4 g de epimedium, 4 g de rizoma de sello de Salomón *(Polygonatum multiflorum)*.
  Procedimiento. Envuelve las hierbas en una gasa. Corta el cordero en trozos pequeños. Añade dos tazas de agua y cuece el cordero hasta que esté blando. Añade algún condimento y come una vez al día.
- Toma nueces con sopa de arroz:
  Ingredientes. 100 g de nueces, 130 g de arroz, 30 g de fruto de lycium.
  Procedimiento. Machaca las nueces en trozos pequeños. Añade las nueces y el arroz junto a tres tazas de agua a una olla y cuece a fuego lento durante veinte minutos. En el último minuto añade el fruto de lycium. Come una vez al día.

Masaje chino

- Utiliza tu pulgar para presionar y masajear suavemente el punto situado en la línea media del abdomen, a cuatro dedos de distancia por debajo del ombligo (Vc4). Hazlo durante un minuto.

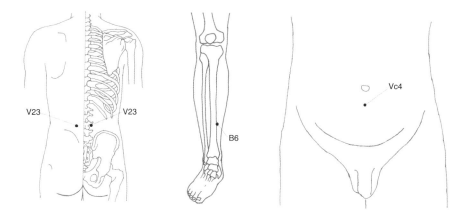

- Utiliza tus dedos para presionar y masajear suavemente el punto localizado cuatro dedos por encima del maléolo interno, justo por detrás de la tibia (B6).

Hierbas chinas

- Si tienes mareos, irritabilidad, semen espeso, pitidos en los oídos, sensaciones calientes en las palmas de las manos, espalda y rodillas débiles, o problemas de memoria, toma la hierba patentada Liu Wei Di Huang Wan. Sigue las instrucciones.
- Si tienes un impulso sexual débil, impotencia y aversión al frío, toma la hierba patentada Jin Gui Shen Qi Wan. Sigue las instrucciones.
- Si tienes un impulso sexual bajo, semen muy líquido, cansancio mental y físico, y complexión pálida, toma la hierba patentada Shi Quan Da Bu Wan. Sigue las instrucciones.
- Si tienes impotencia, semen espeso, amarillento y posiblemente con sangre, y el abdomen hinchado, toma la hierba patentada Er Miao Wan. Sigue las instrucciones.
- Si tienes sensaciones dolorosas e hinchazón del abdomen, testículos doloridos y caídos, semen espeso y depresión, toma la hierba patentada Ju He Wan. Sigue las instrucciones.

Insomnio

¿Qué es y cuál es su causa?

El insomnio es la incapacidad para dormirse o para dormir lo suficiente durante las horas nocturnas. Es un síntoma creado por muchos trastornos psicológicos y físicos tales como la depresión, disfunciones renales, enfermedades cardíacas o el asma. Tu edad y la medicación que tomas también juegan un papel muy importante.

¿Cuándo debes acudir al médico?

Si un insomnio constante afecta a tu vida diaria, o el autotratamiento no funciona, debes acudir al médico.

¿Qué debes hacer en tu vida diaria?

- Establece un horario definido para acostarte y despertarte. No te saltes el horario incluso durante los fines de semana y las vacaciones. Los ritmos circadianos de tu cuerpo necesitan ser regulares.
- Pon tus pies en remojo en agua caliente hasta las pantorrillas. Hazlo durante quince minutos una hora antes de acostarte. La temperatura debe estar entre 45 y 50 ºC.
- Péinate el cuero cabelludo con frecuencia. Puede ser tan relajante como el masaje.
- Come más alimentos ricos en cinc y cobre como el pescado, las ostras, la carne magra, los cacahuetes, los lácteos, el cangrejo, el cordero, los guisantes y las setas. La falta de estos minerales puede causar insomnio en las mujeres.
- Dos horas antes de acostarte puedes practicar tai chi o caminar despacio durante treinta minutos. Ambos son buenos ejercicios para combatir el insomnio.
- Mantén la temperatura de tu habitación en torno a los 27 ºC. Si la temperatura sobrepasa los 35 ºC, tendrás más tendencia a despertarte por la noche. Utiliza una cortina gruesa para tapar la luz del exterior.
- Ten relaciones sexuales para reducir la tensión. El sexo también libera endorfinas que ayudan a dormir.

¿Qué es lo que no debes hacer?

- No comas alimentos pesados por la noche, especialmente antes de acostarte. El intervalo entre la comida y el sueño debe ser de cuatro horas.
- No te preocupes si no puedes dormirte. No mires el reloj repetidamente mientras no duermes. Aléjalo de tu vista. No utilices un reloj con una pantalla muy brillante.
- No tomes pastillas para dormir después de haber ingerido alcohol.
- No bebas alcohol, café o té fuerte por la tarde.
- No fumes antes de acostarte.
- No leas libros o hagas actividades que sean agotadoras para el cerebro antes de irte a dormir.

Remedios populares

- Pon una bolsa con pieles frescas de naranja y de plátano y finas rodajas de jengibre debajo de la almohada. O bien una bolsa pequeña con lavanda o jazmín. El aroma que desprenden estas sustancias tiene un efecto calmante.
- Cuando estés en la cama, prueba lo siguiente:
  - ◆ Túmbate sobre tu espalda. Une las palmas de las manos a modo de las oraciones de Buda. Frótalas entre sí hasta que se calienten. Vuelve a la posición normal. Levanta ligeramente ambas rodillas y une los dos pies, planta contra planta. Frótalas entre sí hasta que se calienten. Vuelve a una posición normal. Al repetir estos ejercicios cinco veces, debes empezar a sentirte somnoliento.
  - ◆ Cierra los ojos. Pon tus manos a los lados. Cierra los dedos lentamente para hacer un puño, a continuación ábrelo lentamente. La frecuencia es de unos treinta segundos por ciclo. Mantén tu mente en el movimiento. Ralentiza la marcha gradualmente hasta que te quedes dormido.
- Tratarte los pies o las piernas puede ayudarte a equilibrar tu sistema autónomo y ayudarte a dormir:
  - ◆ Golpea suavemente, con un cepillo del cabello, las plantas de los pies y sus costados durante cinco minutos. El cepillo actúa como un manojo de agujas de acupuntura que estimulan los meridianos y mueven el qi y la sangre. Pon especial atención al punto siutado en la planta de los pies a un tercio entre la base de los dedos y el talón.
  - ◆ Antes de acostarte, calienta un buen plato de soja en el microondas hasta esté bien caliente pero que pueda tocarse. Pon la soja en un reci-

piente poco hondo. Remueve la soja con tus pies, así obtendrás un masaje calmante.

◆ Cuando mires la televisión, utiliza una botella de plástico vacía para golpearte el punto situado cuatro dedos por debajo del borde inferior de la rótula y a un pulgar del exterior de la tibia (E36, ver página siguiente).

■ Juega con las manos con las bolas chinas de la salud durante veinte minutos. Las bolas pueden encontrarse en herboristerías chinas. Puedes utilizar una bola cada vez durante diez o quince minutos o ambas bolas simultáneamente. Haz esto varias veces al día durante un período largo de tiempo. Este tipo de ejercicio aporta muchos beneficios y es bueno para los ancianos.

Terapia alimenticia

■ Toma una taza de leche caliente, o leche de soja con miel, una hora antes de acostarte.

■ Toma un cuenco pequeño de sopa de mijo con una cucharadita de azúcar cada noche.

■ Toma un vaso de agua fría con una cucharadita de vinagre de arroz una hora antes de acostarte. Si tienes problemas estomacales, no lo tomes.

■ Toma vodka con *Ganoderma lucidum*:
  Ingredientes. 30 g de *Ganoderma lucidum*, 500 ml de vodka de 80°.
  Procedimiento. Pon la *Ganoderma lucidum* a macerar en el vodka en un bote cerrado durante una semana. Mezcla 20 ml con 20 ml del vodka y bebe a la hora de cenar.

■ Toma fruta de lycium con miel:
  Ingredientes. Fruta de lycium, miel.
  Procedimiento. Pon fruta de lycium a macerar en miel durante diez días. Come quince piezas de frutos con una cucharadita de miel tres veces al día durante un mes.

Masaje chino

Practica los siguientes masajes una vez al día:

■ Abre tus dedos y peina suavemente con ellos desde la línea media en lo alto de tu cabeza hacia las mejillas. Hazlo durante dos minutos. Pon las puntas de los dedos juntas y golpea con ellas la parte superior de tu cabeza también durante dos minutos. Desde la parte central muévete lenta-

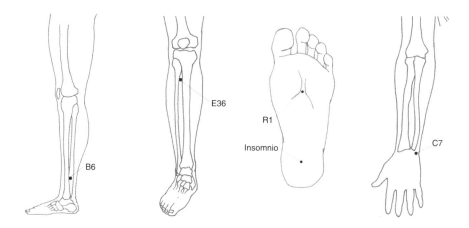

mente hacia la izquierda y la derecha y hacia adelante y atrás. La clave está en hacerlo despacio.

■ Presiona y masajea suavemente la depresión en el punto de encuentro entre el pliegue anterior de la muñeca y la línea del dedo meñique (C7). Cambia de manos y repite el ejercicio.

■ Presiona y masajea suavemente el punto situado a cuatro dedos por encima del maléolo interno, justo detrás de la tibia (B6).

■ Presiona y masajea suavemente el punto en la planta de los pies, en la parte central a un tercio de distancia entre la raíz de los dedos y el talón (R1).

Qi gong

Haz el ejercicio del río del espíritu armonioso. Ver la sección ansiedad.

Hierbas chinas

■ Toma 7 g de gránulos de azufaifo *(Zizyphus vulgaris)* con una taza de agua caliente dos veces al día, la primera sobre las 17 horas y la segunda antes de acostarte.

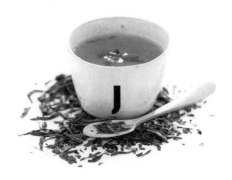

Jet lag

¿Qué es y cuál es su causa?

Cansado, pero incapaz de dormir; hambriento, pero incapaz de comer. Nuestros cuerpos tienen un reloj biológico natural para regular los ciclos de sueño y vigilia. Éste tiene dificultades para ajustarse al cambio de horas tan rápido que un vuelo en avión ha hecho posible. La fatiga y el insomnio resultantes pueden tardar días e incluso semanas en desaparecer.

¿Qué debes hacer en tu vida diaria?

- Planea con antelación el ajuste al cambio de zona horaria. Cuatro días antes del viaje, ajusta tu horario para que encaje con la nueva zona.
- Practica la llamada «terapia de luz», que consiste en exponerse a la luz solar durante un tiempo determinado para ajustar tu reloj biológico. Si vuelas de Los Ángeles a Londres, por ejemplo, cuatro días antes de salir haz más actividades al aire libre de 9:00 a 14:00. Esto modificará tu reloj biológico gradualmente y tu horario de acostarte cambiará de las 22:00 a las 20:00. Si vuelas de Nueva York a Hong Kong, haz más actividades al

aire libre después de las 14:00. Así, tu despertador pasará de sonar a las 6:00 a hacerlo a las 8:00.

■ Puedes calmar tu tránsito bebiendo café o té por las mañanas a la hora en que lo harás en el lugar de destino. Toma una taza de leche de soja con miel a la hora en que corresponda ir a la cama en el lugar de destino.

■ Sigue estrictamente un horario regular en tu lugar de destino: ve a la cama cuando toca. Utiliza algunas hierbas para dormir si es necesario (ver sección insomnio). Cuando estés despierto en mitad de la noche debido al desfase horario, necesitas mantenerte tumbado. Si te aburres escucha música relajante o la radio. Descansando de acuerdo con el horario de destino, podrás hacer el tránsito más fácilmente.

■ Cuando te sientas adormilado debido al desfase horario, y todavía no sea el momento de ir a dormir, empieza a hacer cosas que te garanticen quedarte despierto. Puedes salir a ver gente, hacer ejercicio u otras actividades que disfrutes.

¿Qué es lo que no debes hacer?

■ Por la noche, no comas comida picante en el avión.
■ No bebas alcohol.

Remedios populares

■ En tu destino, pon crisantemos secos debajo de la almohada mientras duermas. Las hierbas te ayudarán a tranquilizarte.
■ En tu destino, aplícate unas gotas de aceite de jazmín en las sienes para ayudarte a dormir.

Masaje chino

■ Ver la sección insomnio.

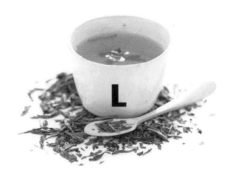

Lactancia: problemas de falta de leche

¿Qué es y cuál es su causa?

La ausencia o insuficiencia de leche en los senos durante el período de lactancia tiene dos causas. Si la causa son problemas físicos de salud y malnutrición, la leche estará «aguada». Si la causa es el estrés psicológico producido por el enfado o la depresión, el pecho estará inflamado, dolorido y sin leche.

¿Cuándo debes acudir al médico?

Si el autotratamiento no funciona, debes acudir al médico para que pueda determinar si existen otras afecciones en los conductos mamarios.

¿Qué debes hacer en tu vida diaria?

- Antes de amamantar masajea los pechos y los pezones con una toalla húmeda y caliente. Esto facilitará que la leche fluya.
- Cuando la leche de los senos sea abundante, utiliza un succionador de leche para extraerla y almacenarla. Esto incrementará la secreción de leche.

- Mantén una buena nutrición. Toma una alimentación más rica en sopas. Comer más gambas, pies de cerdo, semillas de sésamo, semillas de calabaza y dátiles puede ayudar.
- Toma suficiente vitamina E. Ésta puede expandir las glándulas mamarias y, por tanto, incrementar la producción de leche.

¿Qué es lo que no debes hacer?

- No hay que dejar de dar el pecho a causa de las dificultades. Esto sólo hará que todavía disminuya más la producción de leche. El acto de amamantar estimula la secreción.
- No te agotes y no hagas actividades que interfieran en tus patrones de sueño.
- No veas películas de terror o programas televisivos que puedan asustarte. Las reacciones psicológicas tienen un gran impacto en los procesos corporales como la secreción láctea.
- No comas alimentos fríos o crudos. Tampoco helados.
- No comas alimentos que disminuyen la secreción de leche materna como la pimienta de Sichuán o la polenta germinada.

Remedios populares

- Aplica 180 g de harina con levadura, hecha pasta, a los senos. Cubre con una toalla húmeda durante treinta minutos. Elimina la pasta de los senos y utiliza un succionador para sacar la leche. Si es necesario, masajea desde la raíz del pecho hasta los pezones para ayudar a que la leche fluya.
- Hierve 30 g de cebolla verde cruda con dos tazas de agua. Utiliza el líquido resultante para lavar los senos. Después, enjuaga con agua limpia. A continuación, utiliza un peine de púa gruesa para deslizarlo por el pecho durante diez minutos y periódicamente utiliza el revés del peine para masajear el pecho. Haz esto tres o cuatro veces al día. Si tu piel es alérgica a las cebollas verdes, no utilices este método.

Terapia alimenticia

- Toma sopa de pescado:
  Ingredientes. Un carpín (disponible en pescaderías asiáticas), 90 g de brotes de soja verde, sal.

Procedimiento. Añade tres tazas de agua a los ingredientes y cocínalos como una sopa. Haz esto una vez al día durante tres días.

- Toma alga marina con leche de soja:

    Ingredientes. 30 g de alga marina, 300 ml de leche de soja.

    Procedimiento. Pon el alga marina en remojo toda la noche. Lávala. Añade dos tazas de agua y cocínala hasta que esté blanda. Sácala del agua y mézclala con leche de soja para tomarla. No añadas ni azúcar ni sal. Haz lo mismo durante cinco días.

- Come pies de cerdo:

    Ingredientes. 2 pies de cerdo frescos, 60 g de soja.

    Procedimiento. Pon la soja a remojar con agua toda la noche. Pon los ingredientes en una olla con agua y, cuando hiervan, déjalos cocer a fuego lento dos horas. Come los pies de cerdo y bebe el caldo cada día. Repite el proceso tres días.

Masaje chino

Escoge uno de los siguientes y hazlo una vez al día:

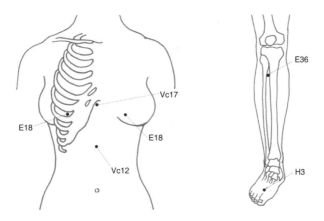

- Utiliza las palmas para frotar suavemente tu seno izquierdo en el sentido de las agujas del reloj y tu seno derecho en sentido opuesto durante un minuto.
- Abre bien los dedos y agárrate los senos. A continuación, estíralos hacia afuera con suavidad y suéltalos. Haz esto durante dos minutos.
- Utiliza la punta de los dedos para presionar suavemente durante un minuto el punto situado justo en la línea media del tórax, entre las costillas cuarta y quinta (Vc17). A continuación, presiona los puntos justo que se encuentran por debajo de los senos (E18) durante un minuto. Finalmente,

presiona con suavidad el punto localizado entre el ombligo y el final del esternón (Vc12) durante un minuto.

- Presiona suavemente la depresión que se encuentra cuatro dedos por debajo del borde de la rótula y a un pulgar del exterior de la tibia (E36) durante un minuto.
- Presiona suavemente el punto situado entre el primer y segundo dedo del pie, a dos dedos de distancia del pliegue entre los dedos (H3) durante un minuto.

Lactancia: problemas en la detención de la producción de leche

¿Qué es?

A pesar de haber dejado de amamantar, los senos siguen secretando leche.

¿Qué debes hacer en tu vida diaria?

- Deja de amamantar gradualmente, y comprueba si la cantidad de leche también va decreciendo en cantidad. Si la cantidad de leche no decrece, no dejes de amamantar de forma abrupta.

¿Qué es lo que no debes hacer?

- No comas muchas proteínas animales y grasas.

Remedios populares

- Hierve 60 g de cebada germinada en agua. Está disponible en herboristerías chinas. Bebe la cocción como un té una vez al día durante tres o cuatro días.
- Toma pimienta de Sichuán con azúcar:
  Ingredientes. 8 g de pimienta de Sichuán, azúcar moreno.
  Procedimiento. Añade una taza y media de agua para hervir la pimienta de Sichuán hasta que sólo quede la mitad del agua. Filtra y añádele el azúcar. Bebe una vez al día durante tres días.

- Come habas negras secas con arroz:

   Ingredientes. 60 g de habas negras secas (condimento culinario disponible en tiendas chinas de comestibles), 60 g de arroz, 1 cucharada sopera de aceite chino para cocinar.

   Procedimiento. Cuece primero el arroz. A fuego lento y con poco aceite, fríe el arroz con las habas negras secas. Añade un poco de sal para darle sabor. Come una vez al día durante tres días.

Hierbas chinas

- Hierve 4 g de hojas de senna en una taza de agua. Bebe la cocción como un té dos veces al día. Esto puede hacer decrecer la cantidad de leche de los senos. En dos días debe cesar la secreción de leche. Si antes de este tratamiento tienes heces sueltas, no lo utilices. Si tienes heces sueltas una vez empezado este tratamiento, deja de hacerlo.

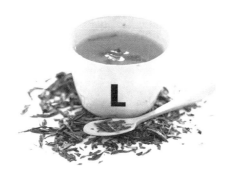

Laringitis

¿Qué es y cuál es su causa?

La laringitis es una inflamación de la laringe. Sus síntomas son dolor de garganta, ronquera y dificultad para hacer sonidos. La laringitis puede ser causada por muchos factores como infecciones virales, sobreesfuerzo de la voz, fumar, sinusitis, bronquitis o exposición a algún tipo de químicos, polvo u otros irritantes.

¿Cuándo debes acudir al médico?

Si tienes ronquera y dolor de garganta que dura más de dos días, visita a tu médico. Si los síntomas van acompañados de esputos con sangre, dolor al tragar, respiración corta o fiebre alta, debes acudir al médico inmediatamente.

¿Qué debes hacer en tu vida diaria?

- Reposar la voz es lo más importante. Incluso los susurros pueden empeorar la laringitis.

- Bebe de 8 a 10 vasos de agua al día para lubricar las cuerdas vocales.
- Utiliza un vaporizador facial (disponible en la área de cuidado de la salud de grandes almacenes) para lubricar tu garganta durante diez minutos, dos veces al día. Ten cuidado, no te quemes.
- Utiliza un humidificador de aire frío para mantener tu habitación con una humedad adecuada.
- Pon una toalla húmeda y templada alrededor de tu cuello. Cámbiala con frecuencia. Cuando te duches, dirige el agua templada hacia tu garganta durante un minuto.
- Respira a través de la nariz, no de la boca.

¿Qué es lo que no debes hacer?

- Evita las comidas picantes y fritas.
- No comas alimentos crudos o fríos.
- No fumes, ya que seca tu garganta.

Terapia alimenticia

- Haz gárgaras de té verde con miel:
  Ingredientes. Té verde (Woo lon, por ejemplo), miel.
  Procedimiento. Pon el té verde en agua recién hervida. Espera unos minutos, añade una cucharada sopera de miel y mézclala bien. Cuando baje su temperatura, haz gárgaras vigorosamente.
- Bebe jugo de castañas de agua. Pela castañas de agua y ponlas en un exprimidor para hacer jugo. Bebe a menudo.
- Come pera asiática con hierbas:
  Ingredientes. 1 pera asiática, 4 g de bulbo de *Fritillaria thunbergii* en polvo (disponible en herboristerías chinas), 30 ml de miel.
  Procedimiento. Extrae el centro de la pera e introduce en su lugar la *Fritillaria thunbergii* en polvo. Pon la pera en una olla y añade la miel. Cuece hasta que esté bien hecha. Divide en dos porciones. Toma una porción dos veces al día.
- Toma huevo con aceite de sésamo y azúcar:
  Ingredientes. 1 huevo, 1 cucharadita de aceite de sésamo, 1/2 cucharadita de azúcar.
  Procedimiento. Bate el huevo con el aceite de sésamo y el azúcar. Pon la mezcla en una sartén con una taza de agua hirviendo. Cuece durante 40 segundos. Bebe dos veces al día.

Hierbas chinas

- Pulveriza unas gotas de la hierba patentada Shuang Liao Hou Feng San en tu garganta.
- Bebe té de semilla de esterculia:

    Ingredientes. 5 semillas de esterculia.

    Procedimiento. Pon las semillas en una olla y añade tres vasos de agua. Lleva a ebullición y cuece a fuego lento durante cinco minutos. Las semillas se inflarán mucho. Saca las semillas y bebe la cocción como si fuera un té. Bebe con frecuencia.

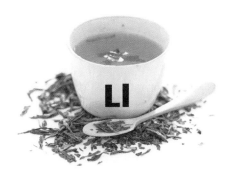

Llagas bucales

¿Qué son y cuál es su causa?

Son unas úlceras que aparecen en la boca rodeadas de una inflamación rojiza. La causa precisa de las llagas no se ha determinado todavía, aunque hay múltiples razones como el estrés, un trauma físico o una infección bacteriana que pueden contribuir a su aparición.

¿Cuándo debes acudir al médico?

Si las llagas no desaparecen en un período largo de tiempo o tienes llagas recurrentes, visita a un médico.

¿Qué debes hacer en tu vida diaria?

- Mantén una buena higiene oral.
- Come más frutas y verduras.
- Ve al baño con regularidad.
- Controla tus emociones.

¿Qué es lo que no debes hacer?

- No comas alimentos demasiado estimulantes como los picantes y las frituras. No comas pescado.
- No tomes alcohol ni cafeína.

Remedios populares

- Machaca pastillas de vitamina C y aplícalas en las heridas. Hazlo dos veces al día durante tres días. Al mismo tiempo, toma 200 mg de vitamina C tres veces al día. Si tienes alguna reacción alérgica, no continúes.
- Corta una hoja de aloe vera y pon su jugo en las heridas. Haz esto tres veces al día durante dos o tres días. Si tienes alguna reacción alérgica, no sigas.
- Mastica despacio una cucharada sopera de hojas de té verde remojadas.

Terapia alimenticia

- Toma soja verde con semillas de loto:
  Ingredientes. 60 g de soja verde, 30 g de semillas de loto, 1 huevo.
  Procedimiento. Pon a remojar la soja y las semillas de loto. Deja toda una noche. Ponlas en una olla con tres tazas de agua y cocínalas hasta que estén blandas. Añade el huevo, sin cáscara, a la olla. Cocina durante otros veinte segundos. Toma dos veces al día.
- Haz enjuagues bocales frecuentes con jugo de melón. Mantén el jugo en tu boca durante tres minutos y después trágatelo. O puedes utilizar jugo de rábano para enjuagarte la boca tres veces al día.

Hierbas chinas

- Aplica las hierbas en polvo patentadas Shuang Liao Hou Feng San. Sigue las instrucciones.
- Si las llagas son recurrentes, prueba las pastillas de hierbas patentadas Zhi Bai Di Huang Wan. Sigue las instrucciones.

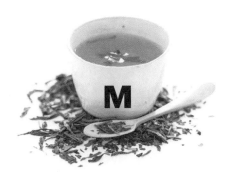

Manchas en la piel

¿Qué son y cuál es su causa?

Son planas, como lunares. La mayoría de las veces aparecen en la cara y en el revés de la mano. Pueden ser causadas por una exposición excesiva a la luz solar o por una alteración del hígado.

¿Cuándo debes acudir al médico?

Para evitar el cáncer de piel, si los lunares cambian de color o de tamaño, visita a un médico inmediatamente.

¿Qué debes hacer en tu vida diaria?

- Lleva un sombrero cuando estés en el exterior. El sombrero debe tener un ala amplia para proteger la cara de los rayos UV.
- Come más frutas y verduras, particularmente cebolla. Cuando cocines utiliza sólo aceite vegetal.

- Bebe mucha agua cada día.
- Haz ejercicio regularmente.

¿Qué es lo que no debes hacer?

- No tengas una dieta elevada en grasas.

Remedios populares

- Toma vinagre de arroz. Cada mañana, con el estómago vacío, bebe una mezcla de una cuchara sopera de vinagre y una cuchara sopera de miel diluidas en dos dedos de agua caliente.
- Corta limón en pedazos muy pequeños y frota las manchas tres veces al día. El ácido del limón puede eliminar la capa superficial de la piel.
- Aplica gel de aloe vera dos veces al día.
- Aplica gel de vitamina E en tus manchas una vez al día.

Terapia alimenticia

- Come hongos blancos con huevos de codorniz:
  Ingredientes. 30 g de hongos blancos chinos de buena calidad, 1 huevo de codorniz, 30 ml de vino chino para cocinar.
  Procedimiento. Pon los hongos blancos en remojo durante tres horas. Hierve el huevo hasta que esté duro y pélalo. Pon todos los ingredientes en una olla con media taza de agua. Deja a fuego lento hasta que todo se ablande bien. Añade sal y come una vez al día durante dos semanas.
- Bebe jengibre con miel:
  Ingredientes. Jengibre, 1 cucharada sopera de miel.
  Procedimiento. Corta tres rodajas finas de jengibre. Déjalas en agua recién hervida diez minutos. Añade la miel. Bebe una vez al día durante tres semanas.

Masaje chino

- Golpea el reverso de la mano. Utiliza la mano derecha para dar suaves palmadas en el reverso de la mano izquierda hasta que ésta se ponga ligeramente roja. Cambia de mano y repite lo mismo. Hazlo dos veces al día durante un período largo.

- Frota las manos entre sí hasta que se calienten y, a continuación, frota las áreas afectadas, masajeándolas hasta que sientas calor. Hazlo dos veces al día.

Hierbas chinas

- Bebe té de raíz de persicaria:
  Ingredientes. 15 g de raíz de persicaria procesada, agua.
  Procedimiento. Corta la raíz de la persicaria en trozos pequeños. Ponla en una cafetera de filtro de cuatro a ocho horas, hasta que el agua se vuelva rojiza. Bebe esta agua como un té. Cuando el agua se agote, añade más agua hervida en la cafetera para continuar bebiendo hasta que ya no adquiera color. Bebe así durante un mes.

Menopausia

¿Qué es y cuál es su causa?

Es un proceso de transición durante el cual la mujer deja de ovular. Aunque es natural, en algunas mujeres, la menopausia crea una terrible incomodidad que está causada por la disminución de la producción de hormonas estrógenas y progesterona. Los síntomas son menstruaciones irregulares, sofocaciones, sudor, depresión o ansiedad y sequedad vaginal.

¿Cuándo debes acudir al médico?

Si experimentas las incomodidades relacionadas con la menopausia o pérdidas de sangre inexplicables, debes acudir al médico para asegurarte de que no tienes otra dolencia.

¿Qué debes hacer en tu vida diaria?

- Entiende que la menopausia es un proceso individual que atraviesan todas las mujeres.
- Come más alubias, dátiles, bulbos de azucena, nueces, semillas de loto, setas secas y verduras.

- El ejercicio aeróbico es muy importante. Debes hacer lo equivalente a treinta minutos de marcha rápida al día. Hay investigaciones que demuestran que el ejercicio puede incrementar los niveles de sustancia químicas como la serotonina, lo que regulará el humor y, por tanto, elevará el espíritu.
- El sexo tiene un efecto positivo sobre los síntomas (un lubricante personal puede ser necesario).

¿Qué es lo que no debes hacer?

- Evita la comida picante, el alcohol, el café y otras sustancias sobrestimulantes. Durante la menopausia, estas sustancias pueden provocar sofocaciones y agravar los episodios ya existentes de las mismas. No tomes alimentos que tengan un alto contenido en sal, ya que ésta incrementa las causas de edema.
- Cuando no te sientas bien, no digas a tu familia o amigos lo contrario cuando expresen su preocupación por ti. Si no expresas tus verdaderos sentimientos, tu familia puede ser menos comprensiva con tus síntomas, como los cambios de humor.

Terapia alimenticia

- Cada mañana bebe una taza de leche de soja, pues contiene fitoestrógenos.
- Toma sopa de nueces con huevo:
    Ingredientes. 1 huevo, 15 g de nueces, 1 cucharada sopera de azúcar.
    Procedimiento. Bate el huevo. Machaca las nueces en trozos pequeños. Hierve una taza de agua. Añade el huevo al agua y mezcla bien. Añade las nueces y el azúcar y cuece durante treinta segundos. Toma una vez al día.
- Corta medio bloque de tofu en trozos pequeños y ponlos en una sartén. Añade una taza de agua y calienta. Después de que el agua hierva, mantén a fuego lento durante otro minuto. Añade algo de sal y salsa de soja. Toma la sopa una vez al día.
- Come arroz con nueces:
    Ingredientes. 60 g de alubias rojas pequeñas, 10 dátiles rojos, 30 g de nueces, 30 g de arroz largo.
    Procedimiento. Pon las alubias rojas en remojo toda la noche. Pon todos los ingredientes en una olla con cuatro tazas de agua y lleva a punto

de ebullición. Reduce el fuego y cuece a fuego lento hasta que estén blandos.

Masaje chino

Masajea una vez al día (no masajees el abdomen y las lumbares durante la menstruación):

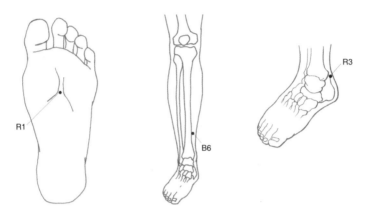

- Pon la palma de tu mano derecha, y encima la palma izquierda, sobre el abdomen. Frota en círculos en la dirección de las agujas del reloj durante un minuto. Pon las palmas a cada lado del abdomen y frota horizontalmente hacia el lado opuesto durante un minuto.
- Utiliza la palma de la mano para frotarte la parte inferior de la espalda durante un minuto. Empieza desde donde llegues y desciende hasta la zona sacra.
- Utiliza el pulgar para presionar y masajear suavemente los músculos de la nuca desde arriba hacia abajo durante un minuto.
- Presiona suavemente los siguientes puntos durante un minuto:
  - ◆ El punto situado cuatro dedos por encima del maléolo interno, justo por detrás de la tibia (B6).
  - ◆ El punto que se encuentra en la planta del pie, a un tercio de distancia entre los dedos y el talón (R1).
  - ◆ La depresión tras la parte superior del maléolo interno (R3).

Qi gong

Haz lo siguiente paso a paso:

- Ponte de pie con los pies separados a la misma distancia que los hombros y deja caer los brazos con naturalidad. Respira tranquila y lentamente. Mantén la cara relajada.
- Una vez que estés relajado, inhala profundamente a través de la nariz. Cuando inhales, levanta los glúteos de manera gradual junto a los hombros, la cabeza y los talones. Tu pecho se abrirá y tu abdomen se llenará. Cuando tus pulmones estén casi llenos, echa los hombros atrás y respira todavía mas profundamente. A continuación, exhala despacio y baja los talones lentamente al suelo. Tu vientre se desinflará. Repite esta secuencia de respiración ocho veces y luego vuelve a la postura inicial.
- Siguiendo la secuencia anterior, relaja toda las partes de tu cuerpo con tu mente. Cuando inhales repite en silencio: «Paz». Cuando exhales, repite silenciosamente: «Tranquilidad». Repite este procedimiento ocho veces.
- Dobla tus rodillas ligeramente manteniendo algo de tensión en las caderas. Empieza a mover tu cuerpo con un ritmo natural. Hazlo durante dos minutos, a continuación reduce de manera gradual y para.
- Haz una respiración profunda. Dobla tus rodillas ligeramente, con los brazos colgando de manera natural a los lados. Gira tu cuerpo hacia la derecha lentamente. Despacio, vuelve a tu posición inicial. Ahora gira tu cuerpo hacia la izquierda y vuelve a tu posición inicial. Repite este ciclo ocho veces.
- Para finalizar, une las palmas de las manos y levanta los brazos por encima de la cabeza. Exhala al mismo tiempo que bajas los brazos lentamente hasta el nivel del ombligo.

Hierbas chinas

- Si tienes muchas sofocaciones, sudor, irritabilidad, sensación de calor en la planta de los pies y en las palmas de las manos o fluidos menstruales muy rojizos, toma la hierba patentada Zhi Bai Di Huang Wan. Sigue las instrucciones.
- Si tienes una menstruación irregular o nula durante muchos meses, un fluido menstrual de color claro y con coágulos, extremidades frías, heces blandas y aversión por el frío, toma la hierba patentada Jin Gui Shen Qi Wan. Sigue las instrucciones.

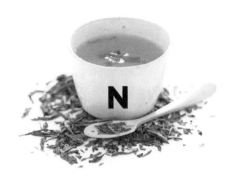

Neuralgia del trigémino

¿Qué es y cuál es su causa?

Los nervios del trigémino trasmiten información sensorial de la cara al cerebro. Una trastorno de sus funciones, como la presión de un conducto sanguíneo, puede causar un dolor breve pero punzante y muy agudo en un lado de la cara. Éste es el síntoma de la neuralgia del trigémino.

¿Cuándo debes acudir al médico?

Si tienes un dolor persistente en la cara y sin signos de mejora, es recomendable acudir al médico.

¿Qué debes hacer en tu vida diaria?

- Cuando tengas dolor, pon tus pies en agua caliente (a una temperatura cómoda para ti). Mientras tanto, masajea la planta del pie y alrededor del tobillo. Poner los pies en agua caliente con frecuencia puede reducir el riesgo de sufrir ataques.

- Cuando te laves la cara, te cepilles los dientes o comas, hazlo muy suavemente. A veces, actividades diarias como cepillarse los dientes pueden provocar un episodio. No utilices agua ni demasiado fría ni demasiado caliente.

¿Qué es lo que no debes hacer?

- No comas alimentos grasos o picantes como el pimentón, el curry, el jengibre en polvo o la mostaza. Come sólo alimentos blandos.
- Evita el cangrejo, las gambas y otros mariscos, las frituras y las nueces.
- No bebas alcohol ni café. No consumas alimentos o líquidos que estén muy calientes.
- No fumes. La nicotina contraerá los conductos sanguíneos y provocará dolor.
- No te expongas al viento y a las bajas temperaturas. Protégete la cara con una bufanda cuando haga frío.
- Limita el estrés tanto físico como mental. El estrés puede ser el desencadenante más común.

Remedios populares

- Utiliza un peine de madera. Péinate desde la frente hasta la parte superior de la cabeza y luego baja hasta la nuca. Hazlo veinte veces por minuto. Puedes incrementar la velocidad gradualmente. Hazlo con una fuerza moderada, no demasiado fuerte ya que dañarías la piel. Péinate cinco minutos cada vez. Repite este procedimiento tres veces al día durante un mes. Este ejercicio es bueno para la primera rama del nervio.
- Ponte jugo de rábano en la nariz. Utiliza un exprimidor para hacer jugo de rábano rojo. Estírate. Utiliza un cuentagotas para echar dos gotas en la fosa del lado en que sientes el dolor.

Terapia alimenticia

- Bebe té de pétalos de girasol:
    Ingredientes. 120 g de pétalos de girasol (secos y sin semillas), 2 cucharadas soperas de azúcar.
    Procedimiento. Lava los pétalos. Córtalos en trozos pequeños y échalos en una olla con cuatro vasos de agua. Lleva a punto de ebullición.

Cuece a fuego lento durante quince minutos. Filtra la cocción. Añade dos vasos de agua a una olla y sigue las instrucciones anteriores para hacer otra cocción. Mezcla ambas cocciones. Bebe 100 ml una hora después de las comidas, dos veces al día durante cinco días. Mantén la cocción en la nevera.

Masaje chino

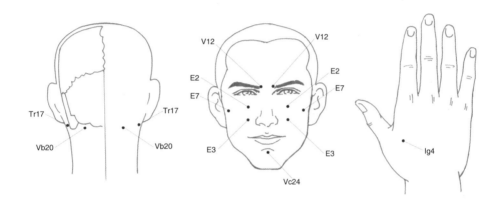

Escoge los siguientes puntos y masajea una vez al día:

- Frota las palmas de las manos entre sí hasta que se calienten. Ponlas en tu cara y frota suavemente arriba y abajo treinta veces. No toques la zona que incrementa el dolor.
- Masajea y presiona suavemente las sienes con tus dedos hasta que tengas una sensación de dolor y distensión.
- Presiona y masajea suavemente el punto situado en la depresión que notarás en la base del cráneo, en el exterior de los dos músculos mayores del cuello, los cuales puedes sentir al inclinar tu cabeza hacia abajo (Vb20).
- Utiliza el pulgar para presionar suavemente la depresión situada delante de la oreja, con la boca cerrada (E7). La depresión desaparece cuando abres la boca. Al mismo tiempo, utiliza tus dedos índices para presionar con suavidad la depresión localizada justo detrás de tus lóbulos (Tr17). Presiona suavemente estos puntos al mismo tiempo durante un minuto.
- Con el pulgar contra el dedo índice, utiliza tu otro pulgar para presionar y masajear suavemente el punto situado al final del pliegue entre ambos dedos (Ig4), en la zona más alta.

- Si tienes dolor en la parte frontal, presiona y masajea suavemente el punto localizado en la depresión al comienzo de las cejas durante un minuto (V12).
- Si tienes dolor en la parte superior de la mandíbula, presiona y masajea suavemente los puntos siguientes durante un minuto:
  - El punto que se encuentra a un dedo de distancia por debajo de la órbita y justo en línea con la pupila (E2).
  - El punto de la mejilla situado justo debajo de la pupila y en línea con el borde inferior de la fosa nasal (E3).
- Si tienes dolor en la parte inferior de la mandíbula, presiona y masajea suavemente los puntos siguientes durante un minuto:
  - La depresión situada en el centro del surco entre el labio inferior y la barbilla (Vc24).
  - La depresión que está delante de la oreja, cuando la boca está cerrada (E7). La depresión desaparece cuando la boca se abre.

Hierbas chinas

- Haz vaporizaciones faciales de hierbas:
  Ingredientes. 8 g de ledebouriella, 8 g de raíz de notopterygium, 8 g de dang gui *(Angelica sinensis)*, 8 g de ligusticum, 8 g de gusano de seda seco *(Bombyx batryticatus)*.
  Procedimiento. Añade cuatro vasos de agua a los ingredientes. Lleva a punto de ebullición. Cuece a fuego lento durante veinte minutos, dos veces al día. Anda con cuidado, no te quemes la cara.

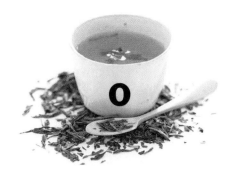

Osteoporosis

¿Qué es y cuál es su causa?

La osteoporosis es un decrecimiento de la densidad ósea marcado por una pérdida gradual de peso y un encorvamiento de la espalda. Los síntomas incluyen dolor en la parte inferior de la espalda, particularmente cuando cambiamos de posición o subimos escaleras. En algunos casos no hay síntomas hasta que se rompe algún hueso. El envejecimiento, la falta de calcio, la falta de actividad física y la genética son las causas principales de la osteoporosis.

Las mujeres tienen más tendencia a padecer osteoporosis. Después de la menopausia, las mujeres tienen un nivel bajo de estrógenos, lo cual lleva a una pérdida creciente de la densidad ósea. Las mujeres también tienen los huesos más pequeños y ligeros que los hombres, y esto hace que sean más proclives a perder masa ósea antes que los hombres.

¿Cuándo debes acudir al médico?

Si eres mayor de 65 años, debes hacerte una prueba de densidad ósea. Si tienes un dolor repentino, debes acudir al médico para que descarte una posible rotura ósea. Si eres una mujer en la menopausia, con un historial familiar de osteo-porosis, debes hacerte una revisión lo antes posible.

¿Qué debes hacer en tu vida diaria?

- Toma suficiente calcio con vitamina D antes de acostarte. La noche es el mejor período para absorber calcio.
- Toma el sol tanto como puedas. Tu cuerpo necesita vitamina D para absorber calcio. Veinte minutos de sol pueden aportar la suficiente vitamina D.
- Toma alimentos ricos en calcio como la carne magra, la leche, los huevos, las ostras, la soja y los mariscos. Come más apio, algas, ñame chino, tofu, bok choy, dátiles rojos, olivas, plátanos y nueces. Añade un poco de vinagre de arroz a tu dieta, éste ayuda a la absorción del calcio. O también puedes tomar una cucharadita de vinagre de sidra antes de cada comida. Come alimentos ricos en boro como las manzanas, las peras, las uvas y las nueces. El boro es especialmente importante para las mujeres mayores. Come alimentos ricos en manganeso como la leche, la carne y los huevos.
- Hacer ejercicio regularmente es muy importante para tener unos buenos huesos. El tai chi, caminar y bailar son las mejores opciones.
- Si tienes osteoporosis, sé conciente de que algunos medicamentos pueden afectar la absorción de calcio. Por favor, consulta con tu médico.

¿Qué es lo que no debes hacer?

- No comas muchos alimentos azucarados o salados. No bebas mucho café o bebidas gaseosas. El azúcar, la sal y la cafeína hacen que tu cuerpo pierda calcio.
- Evita inclinar tu cuerpo o dar patadas. Si inclinas tu espalda hacia adelante, no te pongas derecho con brusquedad.
- No fumes. Si bebes, no ingieras más de 150 ml de vino o 1 ml de licor de 80º al día.
- No intentes perder peso sin consultar a profesionales. Muchas mujeres jóvenes hacen dietas desequilibradas para perder peso y esto las hace más susceptibles de padecer osteoporosis.

Terapia alimenticia

- Come hueso de cuello de cerdo con algas:

Ingredientes. 900 g de huesos de cuello de cerdo, 120 g de algas marinas enteras.

Procedimiento. Pon las algas en remojo toda la noche. Corta las algas en tiras y ponlas en una olla con los huesos de cuello de cerdo y seis tazas de agua. Lleva a punto de ebullición. Cuece a fuego lento hasta que los ingredientes estén bien hechos. Condimenta y come una vez a la semana.

- Bebe leche con polvo de sésamo:

  Ingredientes. 200 ml de leche, 15 g de polvo de semillas de sésamo, miel.

  Procedimiento. Mezcla con una cucharadita de miel. Bebe tres veces al día.

- Toma sopa de arroz con hierbas:

  Ingredientes. 100 g de arroz, 30 g de polvo de soja, 15 g de nueces, 15 g de semillas de sésamo negras, 5 dátiles rojos, 8 g de raíz de astrágalo, 15 g de ñame chino.

  Procedimiento. Añade cuatro tazas de agua a todos los ingredientes en una olla. Lleva a punto de ebullición. Cuece a fuego lento durante veinte minutos. Retira el astrágalo. Toma con frecuencia.

Masaje chino

Masajea los puntos siguientes una vez al día:

- Túmbate sobre tu estómago. Pídele a un miembro de tu familia que haga lo siguiente:

  ◆ Utiliza la palma de la mano para frotar suavemente la espalda a dos dedos de la columna vertebral, desde la protuberancia ósea de la nuca hasta la cintura. Repite dos o tres veces.

  ◆ Utiliza la palma de la mano para frotar y masajear suavemente la columna, desde la parte superior de la espalda hasta la punta de cóccix. Repite dos o tres veces.

  ◆ Utiliza la palma de la mano para masajear el punto situado en la base del cóccix (Vg2) hasta que notes calor.

  ◆ Utiliza la punta del dedo corazón para masajear los puntos situados un poco más arriba de la cintura, a dos dedos de distancia de la columna (V23) durante un minuto.

- Utiliza el dedo índice para masajear el punto que se encuentra en la parte alta del borde interior de la rodilla, durante un minuto en cada lado. Flexiona las rodillas y pon las manos abiertas sobre ellas. El punto está donde se encuentran ambos dedos pulgares (B10).

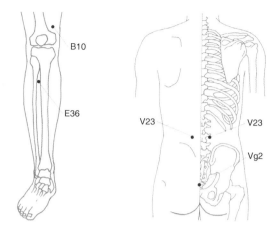

- Utiliza el dedo índice para presionar suavemente la depresión situada cuatro dedos por debajo del borde inferior de la rodilla, y a un pulgar de distancia de la tibia (E36). Hazlo durante un minuto.

Hierbas chinas

- Si tienes extremidades frías, aversión al frío y lasitud generalizada, toma la hierba patentada Shen Qi Wan. Sigue las instrucciones.
- Si tienes sudores nocturnos, irritabilidad, sed, vista borrosa y cansancio, toma la hierba patentada Liu Wei Di Huang Wan. Sigue las instrucciones.
- Si tienes un sistema digestivo débil, toma la hierba patentada Xiang Sha Liu Jun Zi Wan para mejorar la absorción de calcio y vitamina D. Sigue las instrucciones.

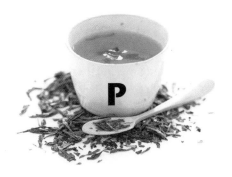

Pérdida de cabello

¿Qué es y cuál es su causa?

Normalmente, cuando el cabello viejo cae, en su lugar crece cabello joven. Pero cuando el cabello viejo cae y el joven no crece, se produce un problema de pérdida de cabello. El patrón de pérdida de cabello en los hombres se caracteriza por un retroceso de la línea del cabello en las sienes y por un debilitamiento capilar en la parte alta de la cabeza. El patrón femenino de pérdida de cabello consiste en un debilitamiento general del cabello. La alopecia areata es otro tipo de pérdida de cabello que se caracteriza por una caída que deja unos claros similares a monedas. Hay muchas causas, por ejemplo el envejecimiento, una mala alimentación, la genética, algunas medicinas, el estrés o las enfermedades. La pérdida del cabello también puede causarla la anorexia, ya que el cuerpo no dispone de la grasa suficiente para mantener los folículos saludables.

¿Cuándo debes acudir al médico?

Si pierdes cabello de repente, debes acudir al médico.

¿Qué debes hacer en tu vida diaria?

- Utiliza champú para niños. Péinate con suavidad.
- Toma alimentos ricos en hierro como la carne magra roja, la soja, las alubias negras, los huevos, el pescado, las gambas, las espinacas, las zanahorias, las patatas y los plátanos. Algunas mujeres pierden cabello por falta de hierro en sus organismos. Aumenta la ingesta de yoduro, que se encuentra en alimentos como las algas y las ostras. Toma más sopa de carne de hueso.
- Aumenta la ingesta de proteínas vegetales como el maíz, las semillas negras de sésamo y la soja. Come más alimentos básicos como frutas y verduras.
- Toma suficientes complejos vitamínicos cada día.
- Reduce el estrés, ya que puede causar la pérdida del cabello.

Remedios populares

- Lávate el cabello con vinagre. Mezcla 200 ml de vinagre con 1 l de agua caliente. Lávate el cabello mientras el agua esté todavía templada. Aclárate con agua limpia y tibia. Hazlo dos veces a la semana durante un período prolongado. O, también, puedes lavarte el cabello con una cucharada sopera de leche de soja y una cucharada sopera de vinagre al día siguiente durante un período largo. Haz primero una prueba en la piel. Si hay alguna reacción alérgica, no utilices este tratamiento.
- Lávate el cabello con agua salada. Pon 60 g de sal en una palangana medio llena de agua. Pon tu cabello a remojar en ella. Presiona y masajéate el cabello durante dos o tres minutos. Luego ponte champú para el cabello y acláralo con agua salada y templada. A continuación, acláralo dos veces con agua normal. Hazlo dos veces por semana durante un período largo.
- Friegas de licor con hojas de tuya oriental:
  Ingredientes. Hojas frescas de tuya oriental, vodka de 80º.
  Procedimiento. Pon las hojas a macerar en el vodka durante una semana en una botella cerrada. Utiliza una gasa de algodón para humedecer la cabeza con el licor dos veces al día, durante un largo período. Haz primero una prueba en tu piel, si hay alguna reacción alérgica, no continúes este tratamiento.

Terapia alimenticia

- Come 15 g de semillas de girasol al día.

- Pon cinco dátiles rojos en remojo hasta que se hinchen. Cuece los dátiles con una taza y media de agua en una olla durante diez minutos. Añade un huevo y cuece durante unos treinta segundos más. Toma antes de ir a dormir.
- Come semillas de sésamo y nueces con azúcar:

  Ingredientes. 250 g de semillas negras de sésamo, 250 g de nueces, 60 g de azúcar.

  Procedimiento. Fríe con poco aceite y a fuego lento las semillas de sésamo y las nueces hasta que estén bien hechas. No las tuestes demasiado. Pon el azúcar en una sartén con un poco de agua. Caliéntalo hasta que quede bien mezclado y se convierta en un líquido espeso. Añade las semillas de sésamo y las nueces. Remueve bien. Apaga el fuego. Pon en una bandeja, con un poco de aceite de cocina por encima. Come 60 g cada vez, dos veces al día.

Masaje chino

- Utiliza tus dedos para peinarte el cabello sesenta veces, dos veces al día.
- Utiliza ambas manos para sostener ambos lados de la cabeza y empujar la piel suavemente hacia la parte alta de la cabeza sesenta veces. Hazlo dos veces al día.
- Utiliza tus dedos índice y pulgar para masajearte y frotarte la cabeza. Mueve los dedos continuamente, como si dibujaras un círculo pequeño, desde la parte frontal hasta la nuca, pasando por la parte superior de la cabeza. Luego, haz lo mismo pero pasando por las sienes. Cada vuelta dura entre uno y dos minutos.

Hierbas chinas

- Toma té de raíz persicaria:

  Ingredientes. 15 g de raíz persicaria.

  Procedimiento. Corta la raíz de persicaria en trozos pequeños. Ponla a remojar, de cuatro a ocho horas, en agua recién hervida, hasta que el color del agua tenga un tono marrón rojizo. Toma como un té. Añade más agua hasta que ésta ya no adquiera prácticamente ningún color. Mientras tanto, frota la área afectada con un imán.

Periostitis tibial

¿Qué es y cuál es su causa?

Se refiere a un dolor en la zona de la tibia, acompañado de inflamación del tejido. Surge debido al estrés excesivo, el cual puede ser causado por un sobreesfuerzo en el ejercicio.

¿Cuándo debes acudir al médico?

Si tus síntomas persisten, debes acudir al médico para cerciorarte de que no tienes una afección más seria, como, por ejemplo, una fractura de estrés.

¿Qué debes hacer en tu vida diaria?

- Lleva un calzado que ofrezca un buen soporte para el arco del pie.
- Haz estiramientos o masajea las piernas antes y después de hacer ejercicio.
- Aplica frío y calor a la espinilla alternativamente cada diez o veinte minutos.
- Cambia de zapatos a diario.

¿Qué es lo que no debes hacer?

- No participes en actividades extenuantes.

Remedios populares

- Pon un bloque de tofu en el congelador durante dos minutos. Utiliza un tenedor para hacer muchos agujeros en él. Corta una rodaja de tofu de 5 mm de ancho. Húndela en vinagre durante tres minutos. Aplícala sobre la zona dolorosa durante quince minutos. Si tienes una reacción alérgica, no continúes.

Masaje chino

- Ponte de pie y pon la pierna sobre una silla:

◆ Utiliza ambas manos para dar palmadas arriba y abajo en los laterales de la pierna. Hazlo veinte veces.

◆ Utiliza el talón de la mano para empujar suavemente hacia abajo los músculos desde la rodilla hasta el tobillo. Hazlo veinte veces.

◆ Utiliza los dedos de la mano para agarrar y soltar los músculos desde la rodilla hasta el tobillo. Hazlo veinte veces.

Hierbas chinas

■ Toma la hierba patentada Yun Nan Bai Yao. Sigue las instrucciones.

Picores (urticaria)

¿Qué es y cuál es su causa?

La urticaria son ronchas rojizas e inflamadas en la piel que están acompañadas de un picor extremo. La urticaria es una reacción alérgica a muchos factores diferentes, como el estrés, la comida, la medicación, la luz solar o el viento.

¿Cuándo debes acudir al médico?

Si tienes urticarias, debes acudir al médico para que determine cuál es el factor que las provoca, especialmente si tomas algún medicamento para otras enfermedades. Si tienes urticaria en el cuello y experimentas dificultad al respirar o al tragar, debes acudir al médico inmediatamente.

¿Qué debes hacer en tu vida diaria?

■ Mantén un diario para encontrar los factores desencadenantes y así poder evitarlos. El diario debe incluir el tiempo, la ropa, la comida, las actividades, las emociones, etc.

■ Puedes dar palmadas con la mano para aliviar el picor. Un baño frío o una toalla fría pueden ayudar a disminuir el picor. También puedes aplicar un cubito de hielo sobre la zona afectada durante unos minutos.

■ Observa tu dieta. Presta especial atención a alimentos como el pollo, el cordero, la leche, el marisco, los tomates, las cebollas, las setas, los cacahuetes, la cerveza, el vinagre, el chocolate y las frituras. Si es necesario, puedes comenzar tu dieta con uno sólo de estos alimentos e incrementarla de manera gradual para comprobar si alguno de ellos es el desencadenante.

¿Qué es lo que no debes hacer?

- No te rasques la zona afectada. No tomes baños calientes o trates de lavarte la zona afectada con agua caliente.
- No lleves ropa que abrigue demasiado o te vaya demasiado apretada. No lleves ropa de lana o poliéster, ya que puede irritar tu piel.
- No tomes alimentos picantes o bebas alcohol.

Remedios populares

- Lávate con agua salada: Primero lávate la zona afectada con agua templada. Disuelve 30 g de sal en una taza de agua recién hervida. Espera a que se enfríe y luego lava y frota repetidamente la zona afectada. Luego no laves esta zona durante tres horas. Haz primero una prueba en tu piel para probar este remedio.
- Utiliza una aspiradora a baja potencia para aliviar tu picor. Retira la cánula o el cepillo del extremo del tubo. Utiliza la apertura del tubo para succionar suavemente tu ombligo. Levanta ligeramente el tubo, pero sin perder el contacto con la piel, y succiona durante diez segundos. Repite varias veces.

Terapia alimenticia

- Si las ronchas son rojas y calientes, toma el siguiente té:
  Ingredientes. 30 g de piel de melón de invierno, 8 g de flor de crisantemo, 8 g de peonía.
  Procedimiento. Pon los ingredientes junto a tres tazas de agua en una olla y lleva a ebullición. Cuece a fuego lento durante quince minutos. Filtra la cocción y añade un poco de miel a la infusión. Beber una vez al día, durante cinco días.
- Si las ronchas son blanquecinas, toma la infusión siguiente:
  Ingredientes. 8 g de jengibre, 30 g de azúcar glasé.
  Procedimiento. Pon el jengibre en una olla con dos tazas de agua. Lleva a ebullición. Hierve a fuego lento durante diez minutos. Añade el azúcar y bebe esta infusión dos veces al día durante cinco días.

- Si los síntomas empeoran con el sobreesfuerzo o los ataques se repiten una y otra vez, acompañados de boca seca e irritabilidad, toma la siguiente infusión:

   Ingredientes. 8 g de semillas negras de sésamo, 16 g de dátiles negros, 30 g de alubias negras.

   Procedimiento. Pon las alubias en remojo toda la noche. Pon todos los ingredientes en una olla con dos tazas de agua. Lleva a punto de ebullición. Hierve a fuego lento hasta que las alubias estén blandas. Cómelo todo una vez al día, durante cinco días.

Masaje chino

Masajea los puntos siguientes, en ambos lados, una vez al día:

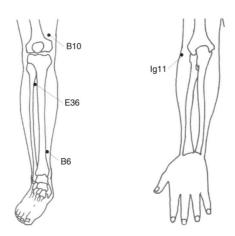

- Utiliza el pulgar para presionar suavemente el punto situado al final del pliegue del codo, cuando éste se halla doblado (Ig11). Hazlo durante un minuto.
- Utiliza el dedo corazón para presionar la depresión que se encuentra a cuatro dedos por debajo del borde inferior de la rotula y a un pulgar al exterior de la tibia (E36). Hazlo durante un minuto.
- Presiona y masajea suavemente el punto localizado a cuatro dedos por encima del maléolo interno, justo detrás de la tibia (B6). Hazlo durante un minuto.
- Presiona suavemente el punto situado en el borde superior interno de la rótula. Flexiona la rodilla y pon la mano sobre ella. El punto está justo donde tienes el dedo pulgar (B10). Hazlo durante un minuto.

Hierbas chinas

- Toma pollo con hierbas:
  Ingredientes. 100 g de pollo sin hueso, 2 g de pseudoginseng, 1 cucharadita de aceite de cocina.
  Procedimiento. Corta en capas finas el pseudoginseng y fríelo a fuego lento hasta que se vuelva amarillento. Corta el pollo y mézclalo con la hierba. Ponlo en un cuenco y déjalo reposar una hora. Añade un poco de sal y cómelo una vez al día durante tres días.

Problemas de próstata

¿Qué son y cuál es su causa?

El agrandamiento de la próstata y la prostatitis son alteraciones comunes en los hombres mayores de cuarenta años. El agrandamiento de la próstata se llama hiperplasia prostática benigna (HPB). Los síntomas son orina nocturna frecuente, retardo en la micción, un caudal de orina débil y goteo. La causa de la HPB todavía no está clara. Puede estar relacionada con las hormonas. La prostatitis es una inflamación de la glándula prostática causada por la orina atrapada en la vejiga. Los síntomas son ardor, dolor, micción frecuente, dolor en la área del perineo y en la parte baja de la espalda, impotencia y fiebre.

¿Cuándo debes acudir al médico?

Si experimentas algún problema urinario, debes acudir al médico.

¿Qué debes hacer en tu vida diaria?

- El estrés, la depresión o la ansiedad pueden contribuir a los problemas de próstata. Debes mantener una actitud optimista. Mantente alegre hablando, caminando, bailando o escuchando música. Entiende que la curación de un problema de próstata es un proceso a largo término. Aumentar tu confianza y tomar tratamientos con frecuencia son las claves para la recuperación.
- Come más frutas y verduras. Come alimentos ricos en cinc como las semillas de sésamo, el melón, las semillas de calabaza, las ostras, el pescado, las manzanas y los albaricoques. Come uno o dos tomates al día.

- Toma mucha agua para incrementar la micción antes de la noche.
- Duerme con una bolsa de agua caliente. La temperatura debe ser tan caliente como te sea cómoda. Pon la bolsa en el abdomen inferior, justo debajo del ombligo. Esto ayudará a disminuir la micción nocturna.
- Toma un baño caliente veinte minutos antes de dormir. Mientras tanto, utiliza una toalla caliente para masajear la zona entre el ano y los testículos.
- Haz ejercicio regularmente. Hacer *footing* y tai chi es bueno para una buena recuperación de una enfermedad prostática. Este tipo de ejercicio puede actuar como un masaje interno para la próstata.

¿Qué es lo que no debes hacer?

- Evita las comidas picantes y grasas. Bebe menos bebidas gaseosas, café y té. Come menos alimentos ácidos como los cítricos (zumo de naranja, limón, etc.). Evita los alimentos de naturaleza caliente como el jengibre, el ajo y la canela.
- No montes en bicicleta o estés sentado durante un largo rato. Nunca te sientes en suelos fríos o húmedos.
- Deja de fumar. Bebe menos alcohol.
- Evita el estreñimiento.

Remedios populares

- Terapia de sonidos para la micción difícil. Pon un recipiente debajo del grifo. Abre el grifo ligeramente y deja que el agua gotee en el recipiente. Graba el sonido de las gotas y reprodúcelo cada vez que quieras orinar.
- Terapia de la visión para la micción difícil. Cuelga una foto o una pintura, detrás del inodoro, en la que se vea una cascada que desciende de la montaña.
- Para una orina frecuente por la noche, utiliza las palmas de las manos para dar palmadas suaves sobre la espalda, a la altura de la cintura. Hazlo 150 o 200 veces de forma rítmica.
- Para tratar el agrandamiento de la próstata, aplícate sal en el abdomen inferior. Calienta la sal en una sartén y ponla en una bolsa de tela de algodón. Aplícala sobre la línea media del abdomen inferior durante treinta minutos. Ve con cuidado, no te quemes. Recalienta la sal si ésta se enfría.
- Para la prostatitis, toma jalea real de abeja. Disuelve la jalea en agua para hacer una solución de 1/100 (por ejemplo, mezcla una cucharada sopera

de jalea real en seis tazas de agua). Bebe 20 ml cada vez con el estómago vacío, tres veces al día durante un período prolongado.

Terapia alimenticia

- Para la prostatitis, toma jugo de caña de azúcar. Pela 450 g de caña de azúcar. Utiliza un exprimidor para obtener el jugo. Divide en dos porciones y toma dos veces al día.
- Come seis nueces ligeramente fritas y calientes antes de ir a dormir.
- Para tratar el agrandamiento de la próstata, toma semillas crudas de calabazas (30 g al día) o toma polvo de calabaza (2 o 3 cucharaditas al día).
- Para la prostatitis, toma col china y té de loto:
  Ingredientes. 450 g de raíz de col china, 450 g de raíz de loto.
  Procedimiento. Corta la raíz de col en trozos pequeños. Retira el centro de la raíz de loto y córtala en pedazos pequeños. Utiliza un exprimidor para obtener el jugo de cada ingrediente por separado. Mezcla los jugos y toma antes de irte a la cama.

Masaje chino

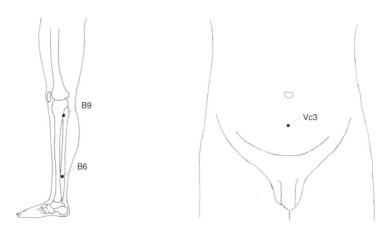

- Si tienes dificultad al orinar, utiliza el pulgar para presionar suavemente el punto situado justo a medio camino entre el ombligo y el pubis. Empieza con una presión ligera e incrementa la fuerza de manera gradual hasta que la orina haya salido.
- Como ejercicio de rutina, escoge entre los siguientes puntos y masajea una vez al día durante un largo período:

◆ Túmbate en una cama. Frota las palmas de las manos entre sí hasta que estén calientes. Pon la palma izquierda sobre tu ombligo y la derecha sobre ella. Frota suavemente el abdomen inferior en el sentido de las agujas del reloj durante dos minutos. A continuación, frota en dirección contraria durante otros dos minutos. Pon ambas palmas junto al ombligo y presiona hacia tus piernas durante dos minutos.

◆ Utiliza tus dedos para frotar y masajear tu espalda inferior hacia la zona sacra durante dos minutos. Utiliza la mano para dar palmadas suaves sobre esta zona durante un minuto.

◆ Siéntate en una silla o túmbate en una cama. Utiliza el dedo corazón de la mano derecha para masajear el perineo, la área entre el ano y el escroto, durante dos minutos.

◆ Utiliza el dedo corazón para presionar suavemente el punto situado sobre la línea media del abdomen inferior, a una mano de distancia (con los dedos juntos) por debajo del ombligo (Vc3). Gradualmente, aprieta más y presiona hacia el perineo hasta que tengas una sensación de distensión. Continua la presión durante treinta segundos y luego suelta enseguida. Repite tres veces.

◆ Presiona y masajea suavemente el punto situado justo en la depresión que se halla en el interior del borde inferior de la rodilla, por detrás de la tibia (B9), y el punto localizado a cuatro dedos por encima del maléolo interno, justo detrás de la tibia (B6).

Qi gong

■ Ponte de pie con los pies separados a la distancia de los hombros en una habitación tranquila. Relájate y respira con naturalidad.

■ Mientras inhalas, aprieta los esfínteres que rodean el ano, el perineo y el sacro como si retuvieras una evacuación intestinal.

■ Mientras exhalas, afloja los músculos de los esfínteres que rodean el ano, el perineo y el sacro, es una sensación similar a la de orinar.

■ Repite durante dos minutos, dos veces al día durante tres semanas.

Hierbas chinas

■ Para tratar la prostatitis, utiliza el supositorio patentado de crisantemo silvestre, dos veces al día durante dos semanas. Consulta con tu médico antes de utilizar este producto.

- Para el agrandamiento de la próstata, toma ginseng americano y pseudo-ginseng:

    Ingredientes. 15 g de pseudoginseng, 15 g de ginseng americano.

    Procedimiento. Muele los ingredientes en polvo fino. Mézclalos bien. Toma 4 g de la mezcla con agua caliente una vez al día. Hazlo durante dos o tres series (una serie consta de quince días).

Problemas menstruales: ausencia de menstruación (amenorrea)

¿Qué es y cuál es su causa?

El término médico «amenorrea» indica la ausencia de menstruación. En la medicina occidental se distinguen dos tipos: si tienes más de 16 años pero nunca has tenido una menstruación, podrías padecer amenorrea primaria; si tus períodos se han detenido durante más de tres meses, entonces puede ser que tengas amenorrea secundaria. Las causas principales de la amenorrea son problemas hormonales, abandono de las píldoras anticonceptivas, obesidad, estrés excesivo, pérdida rápida de peso o demasiado ejercicio.

¿Cuándo debes acudir al médico?

Cuando tengas un problema menstrual, debes acudir al médico para que determine si hay otras posibles enfermedades subyacentes o embarazo.

¿Qué debes hacer en tu vida diaria?

- Duerme lo suficiente.
- La nutrición es esencial. Come más huevos, carne magra, pescado, leche, dátiles rojos, hongos negros chinos, naranjas, frutos de espino, melocotones, azúcar moreno.
- Haz ejercicio regularmente.

¿Qué es lo que no debes hacer?

- Evita las situaciones estresantes y evita también la fatiga mental y física. Una mente optimista es muy importante para mantener la función endocrina a un nivel normal.

- No te preocupes demasiado si no tienes la menstruación después de un cambio en tu estilo de vida o una mudanza. Esto podría ser una reacción natural del cuerpo.
- Si tienes sobrepeso, no comas alimentos demasiados salados ni grasos. Controla tu peso.
- Evita el aborto si está dentro de tus posibilidades.
- Si amamantas a tu hijo, no continúes mas allá del período necesario.

Terapia alimenticia

Si tienes más de 16 años y todavía no ha comenzado tu período o tu fluido menstrual decrece gradualmente hasta desaparecer, y sufres letargo, mareo y debilidad de las extremidades, haz lo siguiente:

- Toma sopa de tortuga:
  Ingredientes. 1 tortuga, 100 g de carne de cerdo magra, 8 g de corteza de árbol de la gutapercha *(Eucommia ulmoides)*, 8 g de dang gui *(Angelica sinensis)*, 8 g de rehmannia cocida.
  Procedimiento. Lava los ingredientes a fondo. Envuelve las hierbas en una gasa. Cubre los ingredientes con agua en una olla y lleva a punto de ebullición. Cuece a fuego lento hasta que la tortuga esté bien blanda. Saca las hierbas y añade sal. Divide en tres porciones. Come una porción al día durante tres días.

Si tu ciclo menstrual se retrasa gradualmente, el fluido menstrual es escaso y de color claro o cesa de manera gradual, y tienes mareos, palpitaciones del corazón y te sientes cansada, haz lo siguiente:

- Come cordero con hierbas:
  Ingredientes. 150 g de cordero, 8 g de dang gui *(Angelica sinensis)*, 8 g de astrágalo, 8 g de jengibre.
  Procedimiento. Corta el jengibre y el cordero en trozos pequeños. Envuelve las hierbas en una gasa. Cubre los ingredientes con agua y cuece hasta que el cordero esté bien tierno. Saca las hierbas y añade sal. Toma el cordero y la sopa una vez al día. Tómala durante cinco días y repite cada mes.

Si tu menstruación se detiene debido al estrés emocional, tienes dolor del abdomen inferior con una sensación de hinchazón y estás irritable, haz lo siguiente:

- Toma espino con azúcar:
  Ingredientes. 60 g de espino (sin semilla), 30 g de azúcar moreno,
  Procedimiento. Pon el espino en una olla. Añade tres vasos de agua y lleva a punto de ebullición. Cuece a fuego lento durante veinte minutos. Filtra la cocción y añade azúcar. Divide en dos porciones. Bebe dos veces al día con el estómago vacío.

Si tienes sobrepeso y tienes una sensación de hinchazón en el pecho, náusea, mucha flema y cansancio, puedes hacer lo siguiente:

- Toma polenta china con hierbas:
  Ingredientes. 15 g de alubias blancas secas, 30 g de polenta china, 15 g de espino, 30 g de azúcar moreno.
  Procedimiento. Fríe a fuego lento y con poco aceite las alubias durante dos minutos. Pon todos los ingredientes en una olla y añade cuatro vasos de agua. Lleva a punto de ebullición y cuece a fuego lento hasta que estén bien hecho. Come una vez al día durante siete días y repite cada mes.

Si tu menstruación se detiene repentinamente y tienes un dolor del abdomen inferior que mejora con el calor, aversión al frío y heces blandas, haz lo siguiente:

- Toma dátiles con hierbas:
  Ingredientes. 8 g de *Ligusticum*, 8 g de jengibre, 30 dátiles rojos y 60 g de azúcar moreno.
  Procedimiento. Pon los dátiles en remojo durante tres horas. Envuelve el *Ligusticum* en una gasa. Pon todos los ingredientes en una olla. Añade dos vasos de agua y lleva a punto de ebullición. Cuece a fuego lento hasta que el agua se haya evaporado. Come diez dátiles cada vez. Come tres veces al día durante siete días cada mes.

Qi gong

Haz lo siguiente paso a paso:

- Por la noche, cuando la Luna acaba de salir, busca un lugar tranquilo y, de pie, mírala. Separa tus pies a la misma distancia que tus hombros. Pon la lengua contra el paladar. Respira de forma natural.

- Inhala y visualiza cómo el aire desciende a la región situada dos dedos por debajo del ombligo. Aguanta la respiración tanto como sea posible. Luego exhala. Repite este proceso ocho veces.
- Levanta la cabeza mirando a la Luna. Cierra los ojos un poco. Camina despacio hacia la Luna y respira con naturalidad. Imagínate que inhalas la esencia de la Luna y luego la llevas a la región situada a dos dedos del ombligo. Exhala lentamente. Repítelo veinte veces.
- Pon la cabeza en una posición normal y cierra los ojos. Con una palma encima de la otra, pon tus manos en la región a dos dedos de distancia por debajo de tu ombligo. Relaja tu cuerpo y quédate de pie en silencio. Respira veinte veces.

Masaje chino

Masajea los siguientes puntos una vez al día (no masajees tu abdomen inferior y las lumbares durante la menstruación):

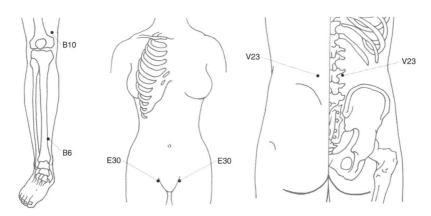

- Frota las manos entre sí hasta que se calienten. Pon tu palma derecha sobre la parte inferior de tu abdomen. Pon la palma izquierda encima de la derecha. Frota suavemente en la dirección de las agujas del reloj durante tres minutos.
- Masajea y frota suavemente los puntos situados ligeramente por encima de la cintura, a dos dedos del exterior de la espina dorsal, durante dos minutos (V23).
- Utiliza la yema del dedo pulgar para presionar suavemente el punto situado justo por encima del hueso púbico, a dos dedos de distancia al exterior de la línea media del abdomen, hasta que las extremidades inferiores se calienten (E30).

- Presiona y masajea repetidamente con suavidad los puntos siguientes durante un minuto.
  - ◆ El punto situado a cuatro dedos de distancia por encima del maléolo interno, justo detrás de la tibia (B6).
  - ◆ El punto que se encuentra en el borde superior interno de la rodilla. Flexiona la rodilla y pon la palma de la mano encima de ella. El punto está donde toca el dedo pulgar (B10). Aumenta la presión gradualmente hasta que tengas una sensación de dolor y distensión.

Problemas menstruales: cólicos menstruales (dismenorrea)

¿Qué son y cuál es su causa?

Durante, antes o después de la menstruación, las mujeres tienen dolores en el abdomen inferior, las lumbares o la región de los muslos. Estos dolores están causados por la contracción de los músculos uterinos, y ésta, a su vez, es el resultado de una producción excesiva de prostaglandina en tu cuerpo durante la menstruación. Estos síntomas pueden ir acompañados de dolor de cabeza, fatiga y náuseas. La dismenorrea secundaria es causada por un desequilibrio ginecológico subyacente, el cual debe ser tratado en primer lugar.

¿Cuándo debes acudir al médico?

Si tienes un dolor serio o un dolor que te dura más de dos días, o si el dolor aparece entre los períodos de menstruación, debes acudir al médico.

¿Qué debes hacer en tu vida diaria?

- Trátalo antes de que empiece. Una semana antes de tu período, debes comer menos comidas grasas y más alimentos ricos en fibra y fáciles de digerir. Recuerda que el alcohol, las comidas picantes y el café incrementan el dolor durante el período.
- Haz evacuaciones intestinales frecuentes.
- Tómatelo con calma. El nerviosismo es uno de los factores que provocan la dismenorrea.

- Duerme bien y levántate a tiempo. Un mal estilo de vida puede contribuir a padecer dismenorrea.
- El ejercicio aeróbico mejorará la circulación sanguínea y aportará algún alivio.

¿Qué es lo que no debes hacer?

- No te expongas al frío durante la menstruación. No nades. No tomes alimentos fríos como los helados.
- No lleves calzado de tacón alto ya que puede provocar dismenorrea.
- No mantengas relaciones sexuales durante el período.
- No tomes analgésicos durante tu período sin antes consultar a tu médico.

Remedios populares

- Moja un algodón en alcohol de 70° y escúrrelo bien. Insértalo en tu oído durante treinta minutos. Si tienes alguna reacción alérgica, no continúes.
- Ponte bálsamo de tigre en el ombligo dos o tres veces al día. Si tienes alguna reacción alérgica, no continúes.
- Aplica sal, jengibre y cebolla verde:
  Ingredientes. 120 g de jengibre fresco, 60 g de cebolla verde, 450 g de sal.
  Procedimiento. Corta en rodajas finas el jengibre y la cebolla verde. Mezcla con sal y fríe a fuego medio y con poco aceite durante cinco minutos. Envuelve los ingredientes en una toalla y ponla sobre la zona dolorosa mientras todavía esté caliente. Ve con cuidado, no te quemes.
- Toma un baño caliente. Mientras estás en la bañera, golpéate los lados y las plantas de los pies con un cepillo para el cabello durante cinco minutos. El cepillo actúa como un manojo de agujas de acupuntura para estimular los meridianos y activar la circulación del qi y de la sangre. Utiliza tu dedo para presionar y masajear suavemente el segundo dedo del pie y el área situada en el interior del pie justo por debajo del maléolo interno.

Terapia alimenticia

- Bebe té negro con azúcar:
  Ingredientes. 1 cucharada sopera de hojas de té negro, 1 cucharada sopera de azúcar moreno.

Procedimiento. Echa las hojas de té en 250 ml de agua recién hervida y deja reposar durante cinco minutos. Añade azúcar y toma después de cada comida, tres veces al día. Empieza cinco días antes de tu menstruación y deja de tomarlo cuando el fluido menstrual se detenga.

- Toma salvia con vodka:

  Ingredientes. 500 ml de vodka de 80°, 60 g de salvia (disponible en tiendas chinas de comestibles).

  Procedimiento. Pon la salvia a macerar en vodka en una botella cerrada durante un mes. Saca las hierbas. Bebe 15 ml de esta mezcla con 20 ml de agua, dos veces al día. Empieza una semana antes de tu menstruación y deja de tomar cuando el fluido menstrual se detenga.

Terapia de calor

- Calienta dos patatas. Utilízalas para presionar y hacerlas rodar con suavidad sobre tu abdomen inferior durante cinco minutos. Empieza cinco días antes de tu menstruación, dos veces al día. Deja de hacerlo cuando el fluido menstrual se detenga.
- Enciende un bastoncillo de moxa. Hazlo circular de 2 a 4 cm por encima de las zonas siguientes durante diez minutos:
  - ◆ Abdomen inferior: sobre la línea media del abdomen, a cuatro dedos de distancia por debajo del ombligo (Vc4).
  - ◆ Abdomen inferior: el punto se encuentra a dos pulgares de distancia de ambos lados de la línea media del abdomen, a una mano (con los dedos juntos) de distancia por debajo del ombligo (E29).
  - ◆ Piernas: en la depresión localizada a cuatro dedos de distancia por debajo del borde inferior de la rodilla y a un pulgar de distancia al exterior de la tibia (E36).
  - ◆ Piernas: el punto situado a cuatro dedos de distancia por encima del maléolo interno, justo detrás de la tibia (B6).

Masaje chino

Empieza tu masaje siete días antes de tu menstruación (no masajees tu abdomen y tus lumbares cuando comience tu menstruación):

- Frota las palmas de las manos entre sí hasta que éstas se calienten. Frota tu abdomen inferior en la dirección de las agujas del reloj durante dos minutos. Utiliza el pulpejo de la palma de la mano para empujar el vientre hacia abajo durante dos minutos.

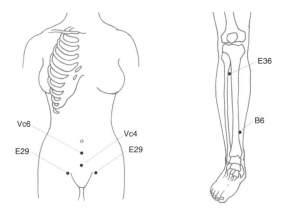

- Utiliza el dedo corazón para masajear y presionar suavemente el punto situado, en la línea media del abdomen, a cuatro dedos por debajo del ombligo (Vc4).
- Golpea y frota la zona lumbar durante dos minutos.
- Presiona suavemente la depresión localizada a cuatro dedos por debajo del borde inferior de la rodilla y a un pulgar de distancia al exterior de la tibia (E36).
- Presiona y masajea con suavidad el punto situado a cuatro dedos por encima del maléolo interno, justo detrás de la tibia (B6). Hazlo durante un minuto.

Qi gong

- Túmbate en una habitación tranquila. Bebe un poco de agua templada. Aflójate el cinturón y la ropa. Relájate mental y físicamente.
- Repite silenciosamente «Los cólicos se van de mí» con la respiración. Inhala mientras repites en silencio «Los cólicos...», aguanta la respiración mientras repites «...se van...» y exhala mientras dices en silencio «...de mí». Continúa haciéndolo en silencio durante cinco minutos.
- Respira con el vientre. Cuando inhales, levanta la lengua contra el paladar, el cual conduce de forma natural el qi hacia el abdomen inferior. Imagina que el qi se hunde en el punto situado debajo de tu ombligo. Cuando exhales, retira la lengua del paladar para que el aire salga libremente.

Hierbas chinas

En general, puedes tomar la hierba patentada Yun Nan Bai Yao. Sigue las instrucciones. En la medicina china se distinguen cuatro tipos de dismenorrea.

Si tienes un dolor generalizado y ligero antes y durante la menstruación que empeora con la presión, un fluido menstrual de color rojo oscuro y con coágulos, y algún alivio después de la expulsión de los coágulos, haz lo siguiente:

- Toma la hierba patentada Chai Hu Shu Gan Wan. Sigue las instrucciones.
- Come huevos cocidos con hierbas:
  Ingredientes. 60 g de huevos, 8 g de ligusticum, 2 cucharadas soperas de vino chino de cocina.
  Procedimiento. Añade el ligusticum y dos tazas de agua y cuece los huevos con las hierbas hasta que estén bien hechos. Pélalos, hazles algunos cortes y déjalos en el agua. Añade el vino y cuece otros tres minutos. Retira las hierbas. Come los huevos y bebe la cocción una vez al día de cinco a siete días. Empieza tres días antes de tu menstruación.

Si antes o durante la menstruación tienes un dolor generalizado con una sensación de pesadez y palpitaciones que empeora con la presión y mejora con el calor, tienes un fluido menstrual oscuro pero escaso y con coágulos, y frío en las extremidades, haz lo siguiente:

- Toma la hierba patentada Tong Jing Wan. Sigue las instrucciones.
- Come dátiles con jengibre seco:
  Ingredientes. 15 g de dátiles rojos, 15 g de jengibre seco, 8 g de fruto de fresno espinoso.
  Procedimiento. Añade una taza de agua a los dátiles y al jengibre y lleva a punto de ebullición. Añade el fruto de fresno espinoso y continúa cociendo a fuego lento durante diez minutos. Bebe la cocción y comete los dátiles una vez al día durante cinco días. Empieza tres días antes de tu menstruación.

Si antes de tu menstruación tienes dolor con sensaciones de calor que empeora con la presión, o tienes un fluido menstrual espeso de color rojo oscuro y con coágulos y heces amarillentas y espesas, haz lo siguiente:

- Toma la hierba patentada Er Miao Wan. Sigue las instrucciones.
- Toma sopa de arroz, polenta y alubias rojas pequeñas:
  Ingredientes. 60 g de alubias rojas, 30 g de polenta china, 100 g de arroz.
  Procedimiento. Pon las alubias rojas y la polenta en remojo toda la noche. Añade cuatro tazas de agua a todos los ingredientes para hacer sopa de arroz. Bebe dos veces al día. Empieza siete días antes de tu menstruación.

Si tienes un dolor vago con sensación de distensión antes o después de la menstruación, el cual mejora con el calor y la presión, un fluido menstrual muy líquido y de color claro y te falta vitalidad, haz lo siguiente:

- Toma la hierba patentada Wu Ji Bai Feng Wan. Sigue las instrucciones.
- Come dátiles rojos y arilos de longan *(Dimocarpus longan)* con hierbas:
  Ingredientes. 100 g de dátiles rojos, 30 g de arilos de longan (un tipo de fruto asiático), 30 g de dang gui *(Angelica sinensis)*, 2 huevos.
  Procedimiento. Pon los dátiles en remojo en agua durante tres horas. Pon todos los ingredientes, a excepción de los huevos, en una olla y añade tres tazas de agua. Lleva a punto de ebullición. Cuece a fuego lento durante veinte minutos. Rompe los dos huevos y échalos a la cocción. Cocina durante un minuto más. Saca sólo el dang gui *(Angelica sinensis)*. Bebe la cocción una vez al día durante cinco días. Empieza tres días antes de tu menstruación.

Problemas menstruales: síndrome premenstrual

¿Qué es y cuál es su causa?

El síndrome premenstrual es una alteración causada por un desequilibrio hormonal una o dos semanas antes de la menstruación. Algunos de los síntomas son dolores de cabeza, mareos, edema, acné, hinchazón, irritabilidad y depresión (ver sección cólicos menstruales).

¿Cuándo debes acudir al médico?

Si los síntomas te debilitan mucho y no obtienes respuesta con el autotratamiento, llama a un médico.

¿Qué debes hacer en tu vida diaria?

- Controla tus emociones. Tómatelo con calma. Tener siempre una actitud optimista y positiva te ayudará en el período menstrual. Cuando experimentes cambios de humor y te enfades con facilidad, toma una respiración profunda y repítete a ti misma: «Cálmate».

- Dile a tu familia, especialmente a tu pareja, cómo te sientes; así podrán entenderte. Esto puede ayudar a calmar la tensión y los conflictos derivados del síndrome premenstrual.
- Asegúrate de hacer suficiente ejercicio, como, por ejemplo, caminar treinta minutos al día.
- Come más frutas y verduras. Controla la ingesta de sal.

¿Qué es lo que no debes hacer?

- No consumas demasiadas sustancias sobrestimulantes como la cafeína, el alcohol, la sal en exceso y el azúcar refinado. La medicina china piensa que la mayoría de los casos de síndrome premenstrual derivan de un exceso de fuego interior. Y estas sustancias aportan fuego a tu cuerpo.
- Evita situaciones estresantes cuando se presenten los síntomas. Haz cosas que te hagan feliz y evita actividades que te irriten.

Remedios populares

- Empieza cinco días antes de tu menstruación. Utiliza una botella de plástico llena de agua caliente (a una temperatura que te sientas cómoda) y hazla rodar por encima del abdomen inferior durante quince minutos. Deja de practicar este remedio cuando empiece la menstruación.
- Aplica hinojo con polvo de canela:
  Ingredientes. 30 g de hinojo, 15 g de polvo de canela.
  Procedimiento. Fríe los ingredientes en poco aceite y a fuego lento. Ponlos en una bolsa de algodón. Pon la bolsa sobre el ombligo durante treinta minutos, una vez al día. Empieza tres días antes de tu menstruación y abandona cuando ésta llegue.

Terapia alimenticia

- Si tienes sensación de plenitud y dolor en los pechos y una pesadez en el abdomen inferior, come más apio, algas, alubias negras, melón de invierno, melón, cerdo y ternera.
- Si tienes dolor de cabeza, insomnio, irritabilidad o lasitud generalizada, come más bulbos de azucena, arilos de longan, semillas de loto, dátiles y miel. Estos ingredientes pueden encontrarse en tiendas de comestibles chinos.

- Toma huevos con aluvias y vino de arroz:

  Ingredientes. 2 huevos, 60 g de alubias negras, 120 ml de vino de arroz.

  Procedimiento. Pon las alubias en remojo toda la noche. Pon las alubias y los huevos en una olla y añade dos tazas de agua. Cuece hasta que las alubias estén bien hechas. Pela los huevos y continúa cociendo durante un minuto más. Echa el vino en la olla. Tómate los huevos y la sopa una vez al día. Empieza cinco días antes de tu período y abandona cuando éste llegue.

Masaje chino

No masajees el abdomen y las lumbares cuando comience la menstruación.

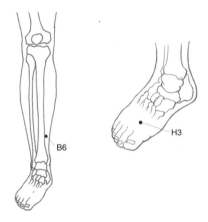

- Frota las palmas de las manos entre sí hasta que éstas se calienten. Pon ambas manos sobre la zona sacra, en tu espalda. Frota hacia arriba hasta que tengas una sensación de calor en la zona.
- Pon las palmas en el abdomen superior. Frota suavemente en la dirección de las agujas del reloj, desde la parte superior hasta el abdomen inferior.
- Pon ambas manos en lo alto de tu cabeza. Utiliza las puntas de los dedos para golpear suavemente hacia la frente y hacia atrás por toda la parte superior de la cabeza hasta llegar a la nuca. Sube nuevamente hasta la parte superior de la cabeza. Repite durante cinco minutos. Finalmente, utiliza las palmas de las manos para masajear y frotar suavemente la parte más alta de la cabeza durante treinta segundos.
- Presiona y masajea con suavidad el punto situado a cuatro dedos por encima del maléolo interno, justo detrás de la tibia (B6). Hazlo durante un minuto.

232

- Presiona ligeramente el punto que se encuentra entre los dos primeros dedos del pie, a dos dedos de distancia de la unión de ambos (H3).
- Pon las manos bajo las rodillas, con el pulgar en la parte interior y el pulgar en el exterior. Empuja hacia tus tobillos tres veces. Pon las manos en tus pantorrillas y empuja hacia tus tobillos tres veces.

Hierbas chinas

- Toma la hierba patentada Dan Zhi Xiao Wan. Sigue las instrucciones.

Problemas menstruales: hemorragia uterina (disfuncional)

¿Qué es y cuál es su causa?

La hemorragia uterina disfuncional es un sangrado vaginal irregular e impredecible. Esta condición está causada normalmente por un desequilibrio hormonal asociado con el estrés y con estadios de cambios en la vida como la pubertad o la menopausia.

Las menstruaciones pesadas son un tipo de hemorragia uterina disfuncional y en este libro nos centraremos en ellas. Las mujeres que las sufren tienen dolores efusivos, y a veces la hemorragia puede durar más días que una menstruación normal.

¿Cuándo debes acudir al médico?

Si pierdes mucha sangre y no puedes detenerla, debes ir inmediatamente en busca de atención médica profesional. Si tus menstruaciones son irregulares, en especial cuando los sangrados son escasos pero continuos, debes acudir al médico inmediatamente para prevenir cualquier empeoramiento.

¿Qué debes hacer en tu vida diaria?

- Cuando tu menstruación sea pesada, descansa en cama. Levanta la parte superior de tu cuerpo para facilitar el fluido menstrual.

- Controla tus emociones: el enfado, la depresión u otras emociones harán que tu menstruación sea más irregular. Mantener una actitud de confianza y positiva es la clave.
- Mantén una dieta con nutrientes variados.
- Mantén una buena higiene de la zona genital. Dúchate en lugar de tomar baños.

¿Qué es lo que no debes hacer?

- No tomes baños. Cuando el sangrado es fuerte, evita tomar duchas calientes para prevenir el aumento de la circulación, lo cual provocaría un sangrado incluso más fuerte.
- No bebas alcohol y no comas alimentos picantes como la cebolla, la pimienta o la mostaza.
- Evita el sobreesfuerzo y la tensión excesiva.
- No mantengas relaciones sexuales durante este tiempo.

Remedios populares

- Cuando el sangrado es pesado, enciende un bastoncillo de moxa (disponible en herboristerías chinas) y sostenlo junto al ángulo ungueal izquierdo del dedo gordo del pie (B1). Mantenlo ahí de manera que sientas el calor de una forma cómoda. Haz lo mismo con ambos pies y media hora en cada uno, dos o tres veces al día. Cuando el sangrado mejore, reduce a una vez al día. Ve con cuidado, no te quemes.
- Haz vaporizaciones de vinagre para parar el sangrado. Consigue dos piedras del tamaño de una pelota de béisbol. Ponlas al fuego y caliéntalas hasta que enrojezcan. Pon una de ellas en el interior de un recipiente de metal con 500 ml de vinagre. Inhala el vapor del vinagre durante veinte minutos. Cuando la primera piedra se enfríe, cámbiala por la otra.

Terapia alimenticia

- Si tienes anemia, toma sopa de dátiles:
   Ingredientes. 7 dátiles, 7 lichis secos (disponibles en tiendas de comestibles chinos).
   Procedimiento. Pon los ingredientes y dos vasos de agua en una olla y cuece durante cinco minutos para hacer una sopa. Toma una vez al día.

- Si tu apetito es escaso, toma sopa de semillas de loto:
  Ingredientes. 60 g de semillas de loto, 30 g de arroz, azúcar.
  Procedimiento. Retira el brote interno de las semillas de loto. Pon las semillas en remojo toda la noche. Añade tres tazas de agua y todos los ingredientes en una olla y lleva a ebullición. Reduce el fuego y cuece durante treinta minutos. Añade azúcar y toma una vez al día.
- Si tienes aversión por el frío, come huevo con hierbas:
  Ingredientes. 1 g de vello de asta de ciervo (disponible en herboristerías chinas), 1 huevo.
  Procedimiento. Bate el huevo con media taza de agua. Mezcla con el vello de asta de ciervo y cuece durante quince minutos. Come una vez al día durante un mes.
- Si tienes aversión al calor, toma sopa de hongos:
  Ingredientes. 8 g de hongos negros chinos, 8 g de hongos blancos chinos, 15 g de azúcar de glasé (todos ellos disponibles en tiendas de comestibles chinos).
  Procedimiento. Pon los hongos en agua caliente durante dos horas. Límpialos bien. Ponlos en una olla con azúcar y una taza de agua. Cuece durante una hora. Divide en dos porciones. Come una vez al día de forma frecuente.

Masaje chino

Masajea los puntos siguientes una vez al día (no masajees tu abdomen o tu espalda inferior durante la menstruación):

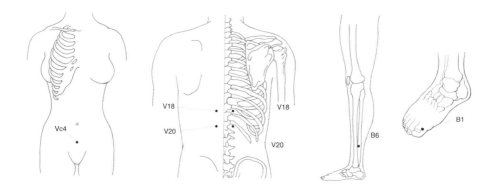

- Frota las palmas de las manos entre sí hasta que éstas se calienten. Utiliza tu palma derecha para frotar el abdomen inferior en la dirección de las agujas del reloj durante tres minutos.

■ Presiona y masajea suavemente los siguientes puntos durante un minuto:

◆ El punto situado en la línea media del abdomen, a cuatro dedos de distancia por debajo del ombligo (Vc4).

◆ El punto que se encuentra a cuatro dedos de distancia por encima del maléolo interno, justo detrás de la tibia (B6).

◆ El punto localizado en el ángulo ungueal interno del dedo gordo del pie (B1).

■ Cierra los puños y utiliza los nudillos para frotar los puntos situados a dos dedos de distancia a ambos lados de la columna vertebral, en la parte media de la espalda media (V18, V20).

Hierbas chinas

Toma lo siguiente sólo cuando *no* tengas la menstruación.

■ Come pollo con hierbas:
Ingredientes. 1 pollo, 15 g de hojas de artemisa, 60 ml de vino de arroz.
Procedimiento. Envuelve las hierbas en una gasa. Añade agua hasta cubrir los ingredientes y cocínalos hasta que estén bien hechos. Añade sal y divide en tres porciones. Come, alternando los días, durante seis días.

■ Come arroz con hierbas:
Ingredientes. 30 g de gelatina de piel de burro, 100 g de arroz largo.
Procedimiento. Añade tres tazas de agua al arroz y haz sopa de arroz. En el último minuto, añade la gelatina de burro machacada y sigue hirviendo hasta que ésta se diluya y se mezcle. Divide en dos porciones. Toma dos veces al día durante tres días.

Psoriasis

¿Qué es y cuál es su causa?

La psoriasis es una enfermedad de la piel que presenta unas ronchas rojas, cubiertas con unas escamas blancas que pueden desprenderse, y picor. La causa de la psoriasis aún permanece sin aclarar. Puede estar relacionada con el estrés, el alcohol, el tiempo o causas genéticas.

Si sospechas que tu problema de piel puede ser psoriasis, debes acudir al médico. Si las ronchas psoriásicas se extienden descontroladamente o si tienes fiebre o dolor de articulaciones, visita a un médico enseguida.

¿Qué debes hacer en tu vida diaria?

- Relájate, ya que el estrés excesivo puede ser uno de los factores desencadenantes. Mantén una actitud positiva sobre tu vida y situación actual. No te tomes las cosas muy a pecho. Escuchar música suave al sol durante quince minutos es una buena manera de reducir el estrés.
- Antes de aplicar algún medicamento, utiliza agua templada y jabón suave para lavarte la zona afectada. Frota las escamas. Tomar una ducha al aire libre, con un tiempo cálido y un sol brillante, es muy beneficioso. Empieza con diez minutos y aumenta gradualmente hasta una hora. Lleva gafas de sol para proteger tus ojos. Toma un baño con sales si es posible.
- Toma suficientes vitaminas. Toma más alimentos ricos en omega 3 como el salmón.
- Debes practicar ejercicios como andar y el tai chi con regularidad.

¿Qué es lo que no debes hacer?

- No te rasques. En lugar de esto, da palmadas en la zona afectada para suprimir el picor. Aplicar una toalla mojada con leche fría puede aliviar el picor.
- Evita las comidas grasas y picantes. No comas cordero, pescado, gambas, ñame, cebolla, ajo, canela, pimentón, mostaza o hinojo, ya que estas sustancias estimulan la psoriasis.
- No tomes nada de alcohol.
- No dejes de utilizar tu medicación sin consultar antes con tu médico.
- Si tu psoriasis está en un estado de desarrollo, evita daños o afecciones en tu piel sana, ya que, por ejemplo, las inyecciones o las lesiones podrían crear más sarpullidos.

Remedios populares

- Lava la zona afectada tanto como sea posible. Toma baños calientes frecuentes con 15 g de harina de avena. Utiliza solamente un jabón muy suave con hidratantes adicionales. Aplica una capa gruesa de crema espesa para mantener la piel húmeda.

- Utiliza pieles de plátano (por su cara interna) para frotar la área afectada durante un período prolongado. Aplicar gel de aloe vera también puede ayudar. Si tienes alguna reacción alérgica, abandona este tratamiento.
- Utiliza una aspiradora a baja potencia para aliviar los picores. Retira la cánula o el cepillo del aspirador. Utiliza la apertura del tubo para succionar suavemente tu ombligo. Continúa succionando durante diez segundos. Repite muchas veces.
- Lava con agua de rama de sauce:
    Ingredientes. Ramas frescas de sauce.
    Procedimiento. Corta las ramas en ramitas de 6 cm. Ponlas en una olla con el agua suficiente. Lleva a punto de ebullición. Hierve a fuego lento hasta que el agua adquiera un color negruzco. Utiliza esta agua para lavar la zona afectada. El uso de las ramas de olmo también es recomendable. Si tienes alguna reacción alérgica, detente.
- Aplica castañas de agua y vinagre:
    Ingredientes. 15 castañas de agua, 90 ml de vinagre de arroz.
    Procedimiento. Corta las castañas de agua en rodajas y remójalas en el vinagre. Cuece a fuego lento durante diez minutos. Después de que las castañas absorban el vinagre, machácalas y ponlas en un recipiente hermético. Aplícalas sobre la zona afectada y cubre con una gasa. Cambia la gasa cada día. Si tienes alguna reacción alérgica, no continúes.

Terapia alimenticia

- Toma hongos secos chinos durante un período prolongado. Ponlos en remojo durante dos horas. Pásalos por la sartén a fuego lento con aceite de cocina y salsa de soja. Come con otros alimentos.
- Come ciruelas negras:
    Ingredientes. 450 g de ciruelas negras, azúcar.
    Procedimiento. Retira el hueso de las ciruelas. Añade dos tazas de agua y lleva a punto de ebullición. Cuece a fuego lento hasta que la cocción se vuelva espesa. Guarda en un recipiente hermético. Toma una cucharada sopera con una cucharadita de azúcar tres veces al día.

Masaje chino

Presiona y masajea suavemente los siguientes puntos durante uno o dos minutos:

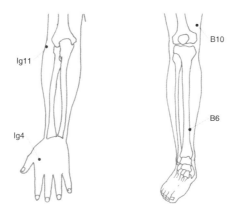

- Con el pulgar contra el dedo índice, el punto Ig4 se encuentra en la parte más alta del pliegue entre ambos dedos.
- El punto Ig11 está al final del pliegue de la articulación del codo, cuando el brazo está flexionado por delante del pecho.
- El B6 se encuentra a cuatro dedos de distancia por encima del maléolo interno, y justo detrás de la tibia.
- El punto B10 se encuentra en la parte superior del borde interior de la rodilla. Flexiona las rodillas y pon tus manos sobre ellas. El punto está donde tocan los pulgares.

Hierbas chinas

- Toma la hierba patentada Wu Shao She Pia. Sigue las instrucciones.

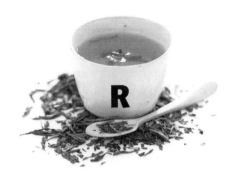

Resaca

¿Qué es y cuál es su causa?

Los síntomas de la resaca son dolor de cabeza, boca seca, náuseas o vómitos. Normalmente necesitamos un día para que éstos desaparezcan; sin embargo, aquí tenemos algunos métodos para aliviar los síntomas.

¿Cuándo debes acudir al médico?

Si tus síntomas son serios o no te sientes mejor después de 24 horas, debes acudir al médico. La intoxicación de alcohol puede ser fatal.

¿Qué debes hacer en tu vida diaria?

- Si sabes con anticipación que beberás alcohol, bebe antes un vaso de jugo de col para protegerte.
- Beber mucha agua puede moderar los efectos del alcohol, especialmente antes de ir a dormir. Mantén un vaso de agua en la mesita de noche.

- Come tomates, naranjas, manzanas, peras o melón. La fructosa que contienen estas frutas y verduras puede ayudar a procesar el alcohol. También puedes beber zumo de frutas.

¿Qué es lo que no debes hacer?

- No bebas alcohol con el estómago vacío.
- No creas que beber té o café después de consumir alcohol alivia la resaca. La cafeína puede deshidratarte incluso más.
- No bebas más alcohol como medio de tratar los síntomas de la resaca. Esto todavía lo empeorará.
- No te quedes en cama de forma permanente. Si eres capaz de estar activo, levántate y camina.
- No aguantes tus vómitos, éstos permiten eliminar el alcohol que no ha sido absorbido por tu cuerpo.

Remedios populares

- Mezcla 4 cucharadas soperas de vinagre de arroz, 1 cucharada azúcar moreno y 2 rodajas de jengibre crudo. Hiérvelo todo con 2 vasos de agua. Bebe.
- Utiliza el exprimidor para obtener el jugo de 500 g de rábanos. Añade 1 cucharada sopera de vinagre para beber.
- Muele 100 g de alubias con un molinillo. Cuece el polvo resultante en 5 vasos de agua a fuego lento durante treinta minutos. Bebe una taza de la cocción cada hora.
- Tomar pastillas de vitamina B50 puede reducir los efectos de la resaca.
- Utiliza un peine de madera para golpearte suavemente el vértice de la cabeza durante tres minutos. Utiliza una fuerza adecuada. Las puntas del peine no deben ser afiladas. A continuación, utiliza el peine para golpearte la planta de los pies durante tres minutos más. El peine trabaja como las agujas de acupuntura.

Masaje chino

- Presiona y masajea suavemente el punto situado a cuatro dedos de distancia por encima del maléolo interno del pie, justo por detrás de la tibia (B6).

- Presiona y masajea con suavidad durante dos minutos el punto que se encuentra en el lateral interno del pliegue anterior de la muñeca (C7).

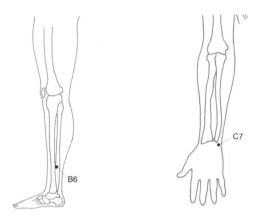

Resfriado común y gripe

¿Qué es y cuál es su causa?

El resfriado común es una infección respiratoria superior causada por un virus frío. Los síntomas incluyen rinorrea, estornudos, dolor de garganta y posiblemente fiebre. La gripe tiene casi todos los síntomas anteriores y su causa es el virus gripal. Es difícil diferenciar entre un resfriado y una gripe. La excepción es que la persona que sufre de gripe puede tener una fiebre más alta.

En medicina china existen tres tipos de resfriado:

- **De tipo frío:** aversión al frío, estornudos, fiebre baja, mucosidades blancas y líquidas, tos y ausencia de sudoración. Surge más a menudo en invierno o primavera.
- **De tipo caliente:** fiebre, sudores, dolor o picor de garganta, boca y nariz secas, tos, mucosidades y secreciones espesas y amarillas. Suele ocurrir a finales de la primavera o a principios del otoño.
- **De tipo húmedo:** fiebre, pesadez de cabeza, náusea, hinchazón del pecho o del abdomen inferior. Suele ocurrir en las temporadas calurosas.

¿Cuándo debes acudir al médico?

Si tienes fiebre alta o ésta dura más de dos o tres días, o si sientes un dolor serio en los oídos, el estómago, los pulmones o la cabeza, ve a ver un médico. Si tienes las amígdalas o las glándulas de la garganta inflamadas y has empezado a respirar rápido o de forma sibilante, debes acudir al médico.

¿Qué debes hacer en tu vida diaria?

- Bebe mucha agua o té verde. Bebe ocho vasos de agua al día.
- Come alimentos fáciles de digerir. Come más ajo y cebolla y comidas ricas en cinc como la leche, la leche de soja, la carne magra, el pescado, las judías y el queso.
- Si puedes poner atención en los siguientes puntos, serás menos propenso a coger resfriados:
  - ◆ Mantén tu cuerpo en calor, especialmente tus pies. Pon atención a los cambios del tiempo. Si te mojas con la lluvia, bebe té caliente con cinco rodajas de jengibre y una cucharada sopera de azúcar moreno.
  - ◆ Ten calma, no te agotes por nada.
  - ◆ Duerme lo suficiente.
  - ◆ Lavarte las manos con frecuencia puede prevenir que cojas un resfriado.
  - ◆ Durante el verano, lávate la cara y la nariz con agua fría. Si es posible, gradualmente toma también duchas de agua fría.
- En temporada de gripe, utiliza agua salada para enjuagarte la boca (una cucharada sopera de sal y una taza de agua), o déjate una oliva salada en la boca cuando vayas a salir a la calle.
- Mantén tu habitación con el calor y la humedad correctos y bien ventilada. Durante la época de gripe, fumiga la habitación con vinagre: mezcla 50 ml de vinagre de arroz y 50 ml de agua, y calienta hasta que hierva, de manera que el vapor impregne el aire.

¿Qué es lo que no debes hacer?

- Evita la comida picante, salada y grasienta. También la comida cruda y fría. No comas melón o pepino si sientes que vas a coger un resfriado. No bebas alcohol.
- No te vayas a dormir justo después de haberte lavado el cabello. Espera a que se seque.
- Evita los lugares públicos tanto como sea posible.
- Evita sonarte fuerte para prevenir un infección de oídos. Cuando te suenes, hazlo primero por un agujero y después por el otro. Si estás resfriado, no viajes en avión.

Remedios populares

- Pon una toalla en remojo en 250 ml de vinagre de arroz recién hervido. Coloca la toalla debajo de tu nariz e inhala el vapor de vinagre caliente durante dos minutos. Pon atención, no te quemes.
- Cúbrete la boca y la nariz con una toalla húmeda y caliente. Enciende un secador de cabello a baja temperatura y aplica el aire sobre tu cara durante un minuto. Mantén la toalla caliente y húmeda. Haz esto tres veces al día. Ten cuidado para no quemarte.
- Coge un par de pinchos para sostener una naranja. Caliéntala en un hornillo o en el fuego de la cocina. Gírala continuamente hasta que sientas un fuerte aroma. Pélala, pero conserva la piel blanca. Cómela al principio de tu resfriado.
- Aplica pasta de dientes sobre tus sienes y en el surco bajo la nariz. Esto puede aliviar los síntomas.

Terapia alimenticia

- Bebe leche de ajo:
  Ingredientes. 1 diente de ajo, 1 taza de leche.
  Procedimiento. Pela el ajo y córtalo en pedazos pequeños. Añade el ajo y una taza de leche a una olla. Remueve durante quince minutos. Filtra la leche para eliminar el ajo. Despacio, bebe la leche. Hazlo tres veces al día. No continúes si el ajo afecta a tu estómago.
- Come rábanos con cebolla verde:
  Ingredientes. 180 g de rábanos, 3 tallos de cebolla verde.
  Procedimiento. Pon los ingredientes en una olla con tres tazas de agua y lleva a ebullición. Cocina a fuego lento durante diez minutos. Toma el rábano y la sopa una vez al día.
- Toma té verde con soja verde:
  Ingredientes. 30 g de alubias, 8 g de hojas de té verde, 30 g de azúcar moreno.
  Procedimiento. Deja la soja verde en remojo toda la noche. Pon el té verde en una bolsa de gasa. Pon el té y la soja en una olla con tres tazas de agua. Lleva a ebullición y cocina a fuego lento hasta que la soja esté blanda. Añade el azúcar. Toma la soja verde y la sopa una vez al día.

Masaje chino

Elige entre estos masajes y hazlos cada día:

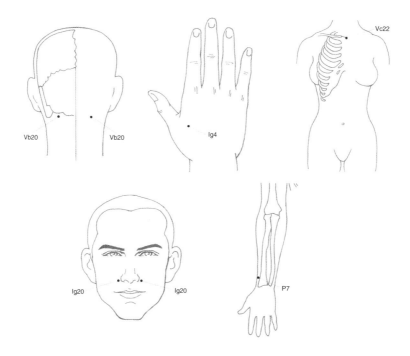

- ■ Frota las manos entre sí hasta que éstas se calienten. Utiliza ambas palmas para frotarte la cara desde la frente hasta la barbilla y desde las sienes hasta la mandíbula inferior.
- ■ Utiliza los dedos índice y corazón para presionar desde el punto situado entre las cejas hasta las sienes durante un minuto.
- ■ Utiliza los cuatro dedos para frotarte repetidamente la parte posterior de la cabeza. También frota repetidamente los puntos situados por debajo del cráneo, en las depresiones en el exterior de los dos músculos mayores del cuello, los cuales puedes sentir al inclinar la cabeza (Vb20).
- ■ Con el pulgar contra el índice, masajea con el pulgar de la otra mano la zona más protuberante situada al final del pliegue entre ambos dedos (Ig4).
- ■ Presiona y masajea con suavidad el punto que se encuentra a dos dedos por encima del pliegue de la muñeca, en el lado externo del antebrazo y en línea con el dedo pulgar (P7).
- ■ Si tu nariz está congestionada, utiliza el dedo índice para presionar, durante un minuto, el punto situado en mitad del surco del borde exterior de las fosas nasales (Ig20). Con los dedos pulgar e índice, masajea durante

un minuto la parte que va desde el borde interior del ojo hasta la base de la nariz.

- Si toses, presiona suavemente la depresión situada justo encima del hueso del esternón durante un minuto (Vc22).

Hierbas chinas

- Si tienes el resfriado de tipo caliente, toma las hierbas patentadas Yin Qiao Jie Du Pian. Sigue las instrucciones.
- Si tienes el resfriado de tipo frío, toma las hierbas patentadas Gan Mao Qing Re Chong Ji. Sigue las instrucciones.
- Si tienes el resfriado de tipo húmedo, toma las hierbas patentadas Huo Xiang Zheng Qi Shui. Sigue las instrucciones.

Rodilla (dolor crónico)

¿Qué es y cuál es su causa?

La articulación de la rodilla y la rótula están hinchadas y rígidas y no permiten el movimiento. Junto al envejecimiento, el dolor de rodilla puede ser causado por lesiones, torceduras, cartílagos rasgados, osteoartritis, rodilla de corredor, tendinitis o bursitis.

¿Cuándo debes acudir al médico?

Si tienes dolor o hinchazón de la rodilla, o escuchas algún crujido al lesionarte la rodilla, debes acudir al médico.

¿Qué debes hacer en tu vida diaria?

- Si la causa es una lesión, aplica hielo durante quince o veinte minutos primero. Envuelve con un vendaje sin apretar para comprimir el área afectada y levanta la extremidad durante veinte minutos. Repite este procedimiento tres o cuatro veces al día hasta que la inflamación desaparezca. Después de esto, utiliza un cojín o una bolsa caliente.

¿Qué es lo que no debes hacer?

- Debes evitar el frío:
  - ◆ En casos crónicos, toma un baño caliente con sales de Epsom. Sigue las instrucciones. Añade 60 ml de vodka 100º si quieres. Añade gradualmente agua a la bañera, a una temperatura elevada que te parezca cómoda. No dejes que el nivel del agua supere tu corazón. Si eres mayor o tienes algún problema coronario, no hagas este ejercicio.
  - ◆ Mantén la rodilla caliente. Corta una pieza de lana blanda y cósela en tus pantalones.
  - ◆ En casos de osteoartritis, toma vitamina D, aceite de pescado y glucosamina de condroitina durante un período largo de tiempo para reconstruir el cartílago y los tendones.
- Controla tu peso para reducir la carga de tus rodillas.

Remedios populares

- Si tienes problemas de rodillas, no hagas excursiones, escales, vayas en bicicleta o hagas otros ejercicios físicos intensos, los cuales estresan mucho a tus rodillas. En lugar de estas actividades, prueba con la natación.
- No te pongas en cuclillas ni de rodillas. Utiliza un bastón u otro objeto para soportar tu cuerpo cuando trates de levantarte.

Remedios populares

- Frota con licor mezclado con pimientos secos:
  Ingredientes. 200 ml de vodka de 80º, 60 g de pimientos secos pequeños.
  Procedimiento. Pon los pimientos secos a macerar en el vodka durante una semana. Aplica el licor sobre la zona afectada dos veces al día. Si tienes una reacción alérgica, no continúes.
- Aplica sal caliente:
  Ingredientes. 900 g de sal, aceite.
  Procedimiento. Utiliza una tela de algodón para hacer una bolsa del tamaño de un libro. Llénala de algodón hasta que tenga dos dedos de grosor. Fríe la sal con poco aceite y a fuego lento durante cinco minutos. Pon la sal en la bolsa y ciérrala. Pon la bolsa en el lugar dolorido y cubre con una manta durante una hora. Repítelo durante una semana. Hazlo con cuidado, puedes quemarte.

- Date baños de carbón:

  Ingredientes. 250 g de carbón (disponible en tiendas de jardinería o de bricolaje).

  Procedimiento. Hierve el carbón en agua durante diez minutos. Sácalo y espera a que se seque. Ponlo en una bolsa de algodón y échala en la bañera. Remoja tus rodillas en el agua caliente de la bañera durante treinta minutos. Hazlo una vez al día, durante un mes.

- Después de un baño caliente, golpea suavemente tus pie y tus piernas con un cepillo del cabello durante cinco o diez minutos. El cepillo actúa como un manojo de agujas de acupuntura para estimular el meridiano y activar la circulación del qi y de la sangre:

  ◆ Golpea las plantas y ambos lados de los pies, desde el talón a los dedos. Presta atención especial al punto situado en la planta del pie, a un tercio de distancia entre los dedos y el talón (R1, ver dibujo siguiente).

  ◆ Golpea cada pie.

  ◆ Golpea la parte posterior de la pierna, desde la parte baja de la pantorrilla hasta la parte posterior de los muslos.

  ◆ Golpea la zona alrededor de la rodilla.

- Lava con vinagre y cebolla verde:

  Ingredientes. 300 ml de vinagre de arroz, 300 ml de agua, 450 g de cebolla verde.

  Procedimiento. Corta la cebolla verde en trozos de 2 cm de largo. Ponlos en una olla con vinagre y agua y lleva a ebullición. Utiliza una gasa humedecida con el líquido de la cocción para lavar suavemente tu rodilla durante diez minutos, dos veces al día. Si el vinagre se enfría, recaliéntalo. Si tienes alguna reacción alérgica, no continúes.

Terapia alimenticia

- Toma sopa de polenta china:

  Ingredientes. 60 g de polenta china, 1 cucharada sopera de azúcar.

  Procedimiento. Pon la polenta en remojo toda la noche. Añade la polenta y dos vasos de agua a una olla y lleva a punto de ebullición. Cuece a fuego lento hasta que la polenta esté blanda. Añade azúcar. Toma una vez al día durante dos semanas.

- Toma sopa de alitas de pollo:

  Ingredientes. 450 g de alitas de pollo, 3 rodajas de jengibre, 8 g de cebolla, 1 limón, sal, pimienta.

  Procedimiento. En una olla, añade la suficiente agua como para cubrir las alitas y lleva a ebullición. Cuece a fuego lento durante unas dos ho-

248

ras. Saca el aceite de la superficie del agua. Añade la sal, la pimienta, el jengibre y el limón. Divide en tres porciones. Come una porción al día.

Masaje chino

En un caso agudo, no masajees la zona dolorida.

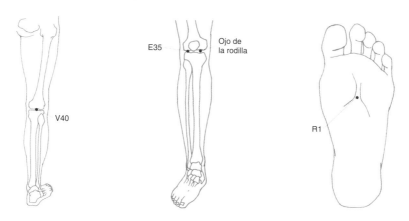

- Utiliza el talón de la mano para frotar y masajear tu rótula durante un minuto.
- Utiliza ambas palmas de las manos para frotar los dos laterales de la rodilla. Empieza en los muslos y baja hasta las pantorrillas. Hazlo durante un minuto.
- Con el pulgar, presiona y masajea suavemente el punto doloroso durante dos minutos.
- Utiliza los dedos índices para presionar y masajear suavemente el punto situado en el centro del pliegue posterior de la rodilla, cuando ésta se halla ligeramente doblada (V40). Hazlo durante un minuto.
- Con el pulgar, aprieta los dos huecos que se forman en la base de la rodilla, uno a cada lado del centro (E25, ojo de la rodilla). Hazlo durante un minuto.
- Utiliza los dedos para agarrar y masajear los muslos y las pantorrillas durante dos minutos.

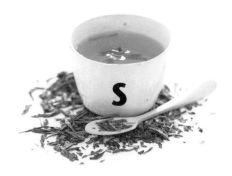

Sequedad de la piel con prurito

¿Qué es y cuál es su causa?

Es un picor de la piel seca con escamas, grietas e irritación. Su causa más común, sobre todo en ancianos, es el tiempo invernal.

¿Cuándo debes acudir al médico?

Si el picor te molesta persistentemente o tienes un sarpullido, debes acudir al médico.

¿Qué debes hacer en tu vida diaria?

- Toma las suficientes vitaminas.
- Lleva ropas de algodón. La lana o las telas sintéticas próximas a la piel pueden causar picor.
- Utiliza un jabón suave o líquido.
- Humedece tu habitación con humectantes.

- Hidrata tu cuerpo después de tomar un baño o utiliza hidratantes grasos de baño.
- Bebe al menos ocho vasos de agua al día. Come más salmón, nueces y aguacates. Bebe menos café, bebidas gaseosas y té negro.

¿Qué es lo que no debes hacer?

- No te rasques. En lugar de eso, utiliza una toalla mojada con leche fría y aplícala en la zona.
- No estés demasiado tiempo junto a una chimenea encendida.
- No te duches o bañes más de tres veces por semana. Cada vez que te duches o que tomes un baño no estés más de quince minutos bajo el agua. Utiliza agua templada en lugar de caliente. Añade una taza de maicena o de harina de avena al agua del baño.
- No comas mariscos ni picantes.
- No bebas alcohol ni fumes.

Remedios populares

- Frota la zona afectada con pieles de plátano o de melón. También puedes poner las pieles de plátano a hervir en agua. Moja una toalla en esa agua y lava con ella la zona afectada.
- Pon rodajas de manzana en la zona afectada varias veces al día.
- Frota con aloe vera. Retira primero los pinchos. Desde el centro, córtalo en dos pedazos. Utiliza la parte jugosa para frotar la zona del picor. Si tienes alguna reacción alérgica, no continúes con este método.

Terapia alimenticia

- Toma sopa de algas con soja verde:
  Ingredientes. 15 g de algas, 60 g de soja verde.
  Procedimiento. Pon la soja verde y las algas en remojo toda la noche. Pon en una olla con tres vasos de agua y lleva a ebullición. Cuece a fuego lento hasta que la soja esté bien blanda. Añade azúcar. Toma la sopa una vez al día durante cinco días.
- Toma sopa de hongos blancos:
  Ingredientes. 30 g de hongos blancos chinos, 60 g de azúcar.
  Procedimiento. Pon los hongos en remojo hasta que se hinchen bien. Lávalos cuidadosamente. Pon los hongos en una olla con tres vasos de

agua. Lleva a ebullición y cuece a fuego lento durante diez minutos. Añade azúcar y divide en dos porciones. Come dos veces al día durante tres días.

Hierbas chinas

■ Toma té verde con hierbas:

Ingredientes. 8 g de regaliz, 4 g de talco, 1 cucharadita de hojas de té verde.

Procedimiento. Pon las hierbas en una olla, añade dos vasos de agua y lleva a ebullición. Cuece a fuego lento durante veinte minutos. Utiliza esta cocción para echar el té verde. Toma una vez al día durante tres días.

Síndrome de colon irritable

¿Qué es y cuál es su causa?

El síndrome de colon irritable es un conjunto de síntomas que van desde la hinchazón a la diarrea, el estreñimiento o el dolor abdominal; todos ellos causados por la irritación del intestino grueso. La causa precisa del síndrome del intestino irritado no se conoce, pero a menudo está relacionado con el estrés, la ansiedad o la depresión.

¿Cuándo debes acudir al médico?

Si experimentas de forma crónica los síntomas arriba mencionados, debes acudir al médico.

¿Qué debes hacer en tu vida diaria?

■ Cuando te duches por la mañana, echa agua sobre el abdomen. Este masaje de agua caliente mejorará la circulación y la digestión.
■ Para combatir el estrés, puedes seguir métodos diferentes. Practicar tai chi o qi gong puede reducir el estrés. Pon atención a las actividades que parecen provocar los síntomas e intenta evitarlas.

- Dormir es la clave. Si duermes un tiempo adecuado, puedes aliviar una parte del estrés.

¿Qué es lo que no debes hacer?

- No bebas café ni alcohol, pues irritarán más el ya sensible revestimiento de los intestinos.
- No comas alimentos picantes o fritos, ya que son difíciles de digerir y aumentarán la pesadez del sistema digestivo.
- No ingieras muchos alimentos fríos, ya que se necesitará un aporte extra de energía para calentar los alimentos en la digestión. Esto también añadirá más pesadez al sistema digestivo.

Remedios populares

- Cada noche, dos horas antes de acostarte, pon una toalla caliente y húmeda sobre la zona del estómago. Encima de ésta pon una capa de envoltorio de plástico y, a continuación, una manta térmica. Aplica durante veinte minutos.

Terapia alimenticia

- Toma un yogur cada día. Esto ayudará a tener una población bacteriana saludable y necesaria para el sistema digestivo.
- Toma huevos con vinagre:
  Ingredientes. 1 huevo, 15 g de jengibre, 15 ml de vinagre de arroz.
  Procedimiento. Exprime el jengibre en una exprimidora y añade el vinagre. Bate el huevo. Mezcla el huevo con el jugo de jengibre. Remueve bien y cuece durante cinco segundos. Sorbe la mezcla despacio una vez al día, durante tres días.

Masaje chino

- Utiliza la palma de la mano para frotar y masajear el abdomen en el sentido de las agujas del reloj durante tres minutos. Empieza en el ombligo y desplázala gradualmente hacia afuera.
- Pon las palmas de las manos en la espalda. Frota hacia la zona sacra hasta que tengas una sensación de calor en el abdomen.

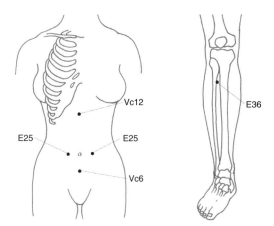

- Presiona suavemente los siguientes puntos durante un minuto:
- El punto situado a medio camino entre el ombligo y el borde inferior de esternón (Vc12).
- El punto que se encuentra a dos dedos de distancia del ombligo, en la línea media del cuerpo (Vc6).
- Los puntos situados, a dos pulgares de distancia, a ambos lados del ombligo (E25).
- La depresión localizada a cuatro dedos por debajo del borde inferior de la rodilla, a un pulgar de distancia al exterior (E36).

Hierbas chinas

- Si tienes hinchazón y dolor de estómago que irradia hacia las costillas, eructos, reflujo y un apetito escaso, toma las hierbas patentadas Si Ni San y Chai Hu Shu Gan Wan. Sigue las instrucciones.
- Si tienes un dolor pesado y continuo en el vientre, que empeora con el estómago vacío, y mejora con el calor, los eructos o los vómitos, toma la hierba patentada Xiang Sha Liu Jun Zi Wan. Sigue las instrucciones.
- Si tienes dolor de estómago con una sensación de calor, que empeora cuando comes, sed o irritabilidad, toma las hierbas patentadas Yi Guan Jian o Zuo Jin Wan. Sigue las instrucciones.

Síndrome del túnel carpiano

¿Qué es y cuál es su causa?

Consiste en un entumecimiento, dolor u hormigueo en los dedos de la mano. El dolor puede irradiar a las palmas, a las muñecas y a los antebrazos. El túnel carpiano es un espacio que varios nervios y tendones atraviesan para llegar a las manos. Cuando los tendones están inflamados, el espacio se estrecha. El entumecimiento de la mano y el dolor ocurren cuando los nervios están comprimidos.

¿Cuándo debes acudir al médico?

Si el dolor perjudica tu vida diaria, ve a ver un médico.

¿Qué debes hacer en tu vida diaria?

- Cuando empieces a sentir hormigueo en la mano, rota la muñeca durante un minuto.
- Si te suda la muñeca, aplica una bolsa de hielo, o una bolsa de guisantes congelados envueltos con tela, en tu brazo de quince a veinte minutos tres o cuatro veces al día.
- Cuando te tumbes, eleva tus brazos con cojines para aliviar la incomodidad.
- Si trabajas frecuentemente con un ordenador o una máquina de escribir, tus dedos deben estar más bajos que tus muñecas. Mantén las muñecas rectas. No las flexiones. Teclea suavemente. Haz descansos entre largas jornadas de trabajo. Cuando descanses, hazlo con las palmas hacia arriba o con los codos apoyados en el escritorio.
- Ponte una tablilla cuando trabajes con tus manos durante períodos prolongados.

¿Qué es lo que no debes hacer?

- No cojas el volante muy fuerte cuando conduzcas.
- No ingieras mucha sal, ya que favorece la retención de líquidos y la inflamación.
- No fumes, pues constriñe los pequeños conductos sanguíneos.

Remedios populares

- En un caso crónico, frótate las muñecas con hojas de col. Corta la penca dura de una hoja de col verde oscura. Caliéntala en el microondas hasta que se ablande. Frótala contra la muñeca y luego sujétala sobre ella con un vendaje.
- En un caso crónico, sopla el dolor. Enciende un secador del cabello a baja potencia. Aplica el aire templado sobre el antebrazo y la mano. Siente el aire templado en tu piel. Haz esto durante dos minutos, dos veces al día. Este tratamiento es sólo para casos crónicos. Presta atención, no te quemes.
- En un caso crónico, lávate con vinagre:
  Ingredientes. 500 ml de vinagre de arroz, 6 rodajas de cebolla verde.
  Procedimiento. Calienta el vinagre y la cebolla. Con el vinagre caliente (sin que queme), lávate los antebrazos, las muñecas y las manos durante diez minutos. Recalienta si es necesario. No sigas si observas alguna reacción alérgica.

Terapia alimenticia

- Bebe vino tinto templado. Utiliza el microondas para calentar 30 ml de vino tinto. Bebe dos veces al día.

Masaje chino

En casos crónicos, escoge uno de los siguientes puntos y masajéalos cada día:

- Utiliza el talón de la palma para frotar y masajear durante un minuto ambos lados de la muñeca y los dos grandes huesos del antebrazo. Mientras tanto, flexiona y dobla la muñeca suavemente .
- Con todos los dedos de la mano, agarra y suelta los músculos desde el antebrazo hasta la mano durante un minuto. Con el pulgar contra el dedo índice, utiliza el pulgar de la otra mano para masajear durante un minuto la protuberancia de piel entre los dos dedos (Ig4).
- Utilizando el pulgar, presiona y masajea cada uno de los siguientes puntos durante un minuto:
  - ◆ El punto situado a dos pulgares de distancia por encima del pliegue anterior de la muñeca, justo entre los tendones, donde se abrocha el reloj (Mc6).

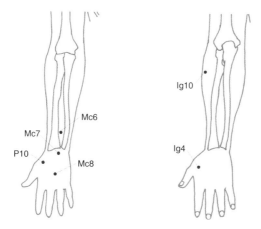

- ◆ En el centro de la palma de la mano, justo donde queda el extremo del dedo corazón cuando cerramos el puño (Mc8).
- ◆ En la mitad del pliegue anterior de la muñeca, entre los tendones (Mc7).
- ◆ El punto situado en la almohadilla del dedo pulgar, a dos dedos por debajo de la muñeca, entre la piel más clara y la piel más oscura (P10).
- ◆ En el antebrazo, a dos pulgares de distancia por debajo del pliegue del codo, en línea con el pulgar (Ig10).

Hierbas chinas

- ■ Frota la tintura de hierbas patentada Zheng Gu Shui donde sientas el dolor. Sigue las instrucciones. Si tienes alguna reacción alérgica, no continúes.
- ■ Toma la hierba patentada Yu Nan Bai Yao. Sigue las instrucciones.
- ■ Aplica el parche de hierbas patentadas Shang Shi Zhi Tong Gao. Sigue las instrucciones. Si tienes alguna reacción alérgica, no continúes.

Sinusitis

¿Qué es y cuál es su causa?

Es una inflamación y un bloqueo de los senos paranasales a causa de una infección. Normalmente, los senos humedecen el aire que respiras y atrapan bacterias nocivas. Cuando el aire ya no fluye libremente, por lo general debido a un exceso de mucosidad producido durante un resfriado, la bacteria empieza a crecer y crea una infección. Los síntomas incluyen plenitud detrás de la cara, dolor facial, congestión de la cabeza, fiebre y dolores de cabeza.

¿Cuándo debes acudir al médico?

Si los síntomas persisten durante más de una semana o tienes mucha fiebre, debes acudir al médico. Si sientes dolor e hinchazón en los ojos, náuseas o vomitas, debes acudir al médico inmediatamente.

¿Qué debes hacer en tu vida diaria?

- Una ducha caliente puede ayudar a drenar la mucosidad y aliviar la rigidez. Tómala dos veces al día. Pon agua en una taza y échala sobre la nariz. Antes y después de la ducha, bebe mucha agua. La deshidratación debido al aumento del sudor puede empeorar la dolencia.
- También puedes utilizar un vaporizador facial automático que envíe vapor caliente a tus fosas nasales. Estas máquinas están disponibles en grandes almacenes.
- Pon un humidificador en tu habitación para mantener las cavidades nasales húmedas.
- Bebe mucha agua. Beber ocho tazas de agua al día hará que la mucosidad sea menos espesa y aliviará el bloqueo.
- Toma más cilantro, naranjas, mandarinas, zumo de uva, semillas de albaricoque dulce, bulbos de azucena u hongos chinos blancos. Estos alimentos ayudan a aclarar la nariz.
- Haz ejercicio regularmente caminando al menos treinta minutos al día.

¿Qué es lo que no debes hacer?

- No te suenes violentamente. En lugar de eso, suénate primero por un lado y luego por el otro, no por ambos a la vez. La presión repentina sobre tus orejas puede empujar las bacterias hacia las cavidades nasales.
- No tomes alimentos picantes. No fumes ni bebas alcohol.
- Evita el aire polucionado. Evita las fuentes conocidas de alergias.
- Evita inclinar la cabeza hacia abajo, ya que aumenta el dolor.

Remedios populares

- Utiliza agua caliente para enjuagar las fosas nasales y eliminar la secreción nasal excesiva. Para obtener mejores resultados, utiliza una solución salina en un cuentagotas o un espray nasal.
- Utiliza un cuentagotas y echa dos gotas de aceite de sésamo en tus fosas nasales, dos veces al día.
- Corta 450 g de rábanos en pedazos y hiérvelos con un poco con agua en una olla. Apaga el fuego. Espera hasta que los vapores no estén demasiado calientes. Abre la boca e inhala el vapor. No te quemes.
- Cúbrete las orejas con toallas húmedas y calientes durante diez minutos, tres veces al día. Si las cavidades comienzan a aclararse, hazlo dos veces al día.
- Echa sal (un cuarto de cucharadita) en una taza con agua. Añade una cucharadita de hojas de té verde de la mejor calidad y lleva a punto de ebullición. Espera a que se enfríe un poco. Echa tu cabeza hacia atrás y, cerrando una fosa, utiliza el cuentagotas para echar un poco de la infusión por la otra fosa. Baja la cabeza y deja que el líquido salga. Hazlo tres veces en la misma fosa. Luego, haz lo mismo con la otra.

Masaje chino

- Frótate la cara. Siéntate con los ojos cerrados. Frota las manos entre sí hasta que estén calientes. Utiliza los dedos para frotarte la cara, empezando por la frente y pasando por los labios, la mandíbula inferior, debajo de las orejas y, circulándolas por detrás, llega hasta las sienes. Tienes que hacer estos movimientos diez veces. Luego repite en sentido opuesto.

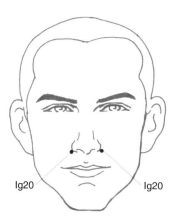

Ig20   Ig20

- Junta los dedos índice, corazón y anular y masajea suavemente con ellos la parte superior de la cabeza. Hazlo en el sentido de las agujas del reloj y durante un minuto.
- Utiliza los dos dedos índice para golpear el punto situado en el centro del surco que se encuentra justo en el exterior de las fosas nasales (Ig20). Hazlo durante un minuto.
- Pon tu dedo índice en el lateral inferior de la fosa nasal izquierda. Presiona y masajea este punto durante treinta segundos. Luego, desde este punto, traza una línea con el dedo hacia el exterior del ojo del mismo lado. Repite este mismo ejercicio en el otro lado.
- Frota la zona superior del labio y la zona de la mejilla que se encuentra justo por debajo de los ojos.

Hierbas chinas

- Si tu mucosidad es espesa y verde o amarillenta, toma la hierba patentada Bi Yan Pian. Sigue las instrucciones.
- Si tu mucosidad es clara o blanquecina, toma la hierba patentada Bi Min Gan Wan. Sigue las instrucciones.

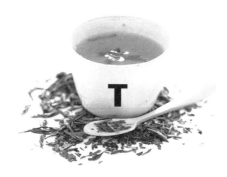

Talón (dolor crónico)

¿Qué es y cuál es su causa?

La causa común del dolor de talón es una inflamación o un pequeño tirón del talón a lo largo de la planta del pie. Un nervio pinzado o una artritis también pueden ser causas de dolor de talón.

¿Cuándo debes acudir al médico?

Si el dolor afecta a tu vida diaria, o no sientes alivio después del autotratamiento, debes acudir al médico.

¿Qué debes hacer en tu vida diaria?

- Caminar de forma norma o hacer *footing* es recomendable. En cambio, caminar o estar de pie durante un largo período de tiempo no es bueno para el dolor de talón.
- Lleva sólo calzado blando. No lleves calzado con tacones altos.
- Mantén tus pies calientes durante el invierno.

¿Qué es lo que no debes hacer?

- No pongas tu talón en remojo en agua fría.

Remedios populares

- Pon unas pelotas de golf o de tenis en un recipiente poco profundo y hazlas rodar con las plantas de los pies descalzos. Hazlo cinco minutos, tres veces al día.
- Pon tus pies en remojo en agua caliente (tanto como te resulte cómodo) y en agua fría, alternativamente. En total, debes tenerlos unos cinco minutos en cada una.
- Utiliza una botella de plástico para golpear suavemente tu talón cincuenta veces al día.
- Haz vaporizaciones de vinagre de arroz:
  Ingredientes. 500 ml de vinagre, 1/2 ladrillo.
  Procedimiento. Pon el ladrillo en un horno o en una chimenea hasta que esté bien caliente. Introduce el ladrillo en el vinagre y luego ponlo a unos 30 cm por debajo de tu talón. Vaporiza durante cinco minutos. Atención, no te quemes.
- Utiliza almohadillas de calzado con hierbas chinas:
  Ingredientes. 30 g de dang gui *(Angelica sinensis)*, 15 g de ligusticum, 15 g de almáciga, 15 g de gardenia.
  Procedimiento. Muele estas hierbas hasta convertirlas en un polvo fino. Utiliza tela de algodón para hacer dos almohadillas para el calzado. Pon el polvo de las hierbas, bien repartido, en las almohadillas. Alterna el uso de estas almohadillas. Ponlas en los zapatos mientras los llevas.

Masaje chino

- Con la palma de la mano, masajea, frota y presiona el talón, centrándote en la parte dolorida, durante cinco minutos. Utiliza el talón de la palma de la mano para golpear suavemente este lugar diez veces. A continuación, golpea con suavidad otras diez veces la zona circundante.
- Cruza las piernas poniendo el tobillo del talón afectado en el muslo de la otra pierna. Utilizando los dedos, masajea, frota, y agarra desde la parte posterior de la rodilla hasta el talón, céntrandote en el tendón del talón y su área circundante, durante cinco minutos. Gira los tobillos a derecha e izquierda diez veces.

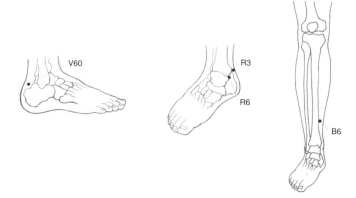

- Con el pulgar, presiona diez veces suavemente el punto localizado en la depresión que se encuentra por detrás del maléolo externo (V60).
- Utilizando el pulgar, presiona ligeramente diez veces el punto situado en la depresión que se forma por detrás del maléolo interno (R3).
- Con el pulgar, presiona y masajea suavemente el punto localizado en el borde inferior del maléolo interno (R6).
- Utiliza el pulgar para presionar con suavidad el punto situado a cuatro dedos por encima del maléolo interno, justo por detrás de la tibia (B6).

Terapia de calor

- Enciende un bastoncillo de moxa (disponible en herboristerías chinas). Hazlo circular entre 2 y 4 cm por encima del talón entre cinco y diez minutos. Hazlo dos veces al día. Atención, no te quemes.

Hierbas chinas

- Toma la hierba patentada Gu Zhi Zeng Sheng Wan. Sigue las instrucciones del producto.

Tinitus (acúfenos)

¿Qué es y cuál es su causa?

Los sonidos constantes o intermitentes tales como zumbidos, campanilleos, chasquidos, silbidos, murmullos, pitidos o palpitaciones en uno o ambos oídos reciben el nombre de tinitus o acúfenos. La causa común de los tinitus es un problema interno del oído o una enfermedad subyacente.

¿Cuándo debes acudir al médico?

Muchas enfermedades serias pueden causar tinitus. Cuando este problema empiece, debes acudir al médico.

¿Qué debes hacer en tu vida diaria?

- Tomar vitamina B, cinc mineral y magnesio en buenas cantidades puede aliviar los síntomas de los tinitus.
- El estrés puede empeorar los tinitus. Tómatelo con calma y relájate. Sé optimista con tu problema.
- Sé conciente de que algunos medicamentos pueden causar tinitus. Consulta con tu médico sobre las posibilidades.

¿Qué es lo que no debes hacer?

- No te expongas a un medio ruidoso durante un largo tiempo.
- No bebas demasiado café. Deja de fumar y evita el alcohol. Todas estas sustancias pueden empeorar tus tinitus.
- No utilices los dedos para hurgar en tus oídos. No dejes que entre agua en tus oídos.
- Evita la comida picante y grasienta.

Remedios populares

- Utiliza la radio o la televisión para enmascarar los tinitus. Escucha música o sonidos naturales con auriculares. Encuentra maneras de distraer tu atención de los tinitus.

- Suavemente, date palmadas en las orejas cien veces. Repítelo dos veces al día.
- Duerme con un cojín con sal caliente. Pasa la sal por la sartén hasta que se caliente. Llena una bolsa de tela de algodón con ella. Túmbate sobre el costado y pon tu oreja sobre la bolsa. Luego, gírate para que también se apoye la otra oreja. Recalienta la sal cuando ésta se enfríe. Repetir este proceso varias veces al día puede mejorar los síntomas.
- Utiliza una horquilla para el pelo o un manojo de palillos de dientes para estimular suavemente el punto situado en el exterior del dedo meñique del pie, en su lado ungueal externo (V67), hasta que tengas una sensación de cosquilleo en la parte superior de tu pantorrilla. Repítelo muchas veces. Hazlo una vez al día.

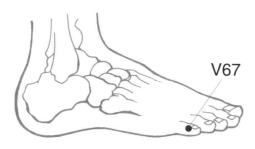

- Aprieta los dientes entre sí, ejerciendo más presión en el lado donde tienes el problema de tinitus. Hazlo dos o tres veces al día. Si tienes problemas en ambos oídos, aprieta ambos lados por igual.
- Cuando tengas pitidos en los oídos, aguanta tu respiración tanto como te sea posible. Exhala lentamente. Repite varias veces. Esto puede ayudar a parar los pitidos.
- Introduce polvo de semilla de mostaza china en tu oído:
  Ingredientes. Semilla de mostaza china (mostaza india, hojas de mostaza).
  Procedimiento. Muele las semillas en polvo fino. Envuélvelas en una bola pequeña de algodón. Asegúrate de que no haya polvo que pueda salir del algodón. Mete la bola suavemente en tu oreja antes de acostarte. Sácala por la mañana. Ajusta el tamaño de la bola para que encaje bien en tu oído. Prueba esto durante tres días. Este método *no* es para niños.

Terapia alimenticia

- Para un caso agudo, toma sopa de castaña de agua y crisantemo:
  Ingredientes. 15 g de flor de crisantemo, 60 g de castañas de agua (ambos están disponibles en tiendas de comestibles chinos).
  Procedimiento. Pon los ingredientes en una olla, añade tres tazas de agua y cuece durante diez minutos para hacer una sopa. Toma tres tazas una vez al día durante una semana.
- Para un caso crónico, come nueces. Pon nueces en agua salada durante treinta minutos. Sácalas y espera que se sequen. Pásalas por la sartén hasta que estén crujientes. Come 15 g cada mañana.
- Para un caso crónico, toma sopa de semillas de loto y dátiles rojos:
  Ingredientes. 15 g de semillas de loto, 6 dátiles rojos, 8 g de raíz de pseudoestellaria, 15 g de azúcar glasé.
  Procedimiento. Pon las semillas y las hierbas en agua toda la noche. Pon todos los ingredientes en una olla y cúbrelos con agua. Lleva a ebullición y cuece a fuego lento durante veinte minutos. Retira la raíz. Divide en dos porciones y toma una porción dos veces al día, durante una semana.

Masaje chino

Escoge entre los siguientes masajes y haz una vez al día:
- Pon las palmas de las manos en tus orejas. Pon tus dedos corazón encima de tus dedos índices. Ahora, con ambos dedos, golpea suavemente la parte posterior de tu cabeza. Hazlo treinta y seis veces.
- Utiliza las palmas para sellar herméticamente las orejas. Retíralas de repente. Hazlo doce veces.
- Pasa tu mano izquierda por encima de la cabeza, y con ella tira de la oreja derecha hacia arriba veinticuatro veces. Cambia de mano y haz lo mismo con la oreja izquierda.
- Utiliza tus dedos pulgares, índices y corazones para frotarte las orejas, desde arriba hasta los lóbulos, treinta y seis veces.
- Acerca tus palmas a las orejas y haz una ligera presión contra ellas. De repente, mueve las palmas hacia arriba y luego hacia abajo. Repite este movimiento treinta y seis veces.
- Inserta tu dedo índice en la oreja y hazlo rotar doce veces en el sentido de las agujas del reloj. Cuando acabes, saca el dedo de repente. Repite este ejercicio doce veces.
- Inserta tu meñique en tu oreja y empuja hacia afuera cincuenta veces. Mientras haces esto, golpea con tu dentadura superior tu dentadura infe-

rior cincuenta veces. Utiliza tus palmas para frotar tus orejas hasta que se calienten.

- Utiliza tus dedos índices para masajear y presionar suavemente la depresión situada justo detrás del extremo inferior de los lóbulos. Hazlo treinta y seis veces.

Hierbas chinas

- Si el zumbido de tus oídos aparece rápido, suena como la marea o como un trueno y tienes la garganta seca, la boca amarga y estás irritable, toma la hierba patentada Dan Zhi Xiao Yao Wan. Sigue las instrucciones.
- Si el zumbido de tus oídos va y viene durante un período prolongado de tiempo y empeora por la noche, toma la hierba patentada Er Long Zuo Ci Wan. Sigue las instrucciones.

Tos

¿Qué es y cuál es su causa?

La tos es un síntoma reflejo que resulta de una irritación o un exceso de mucosidad en el tracto respiratorio. El resfriado y la gripe son las causas más comunes. Hay tres tipos de tos de acuerdo con la medicina china:

- **De tipo frío:** tos alta, flema fina y blanca, aversión al frío y sin sudor. Ocurre en invierno o a principios de primavera.
- **De tipo caliente:** tos frecuente con respiración pesada, ronquera, flema espesa y amarillenta. Ocurre a finales de primavera o a principios de verano.
- **De tipo seco:** tos seca con picor y dolor de garganta, sin mucosidad o difícil expectoración. Ocurre a finales de verano o principios de otoño.

¿Cuándo debes acudir al médico?

Si tienes tos durante más de tres días o tienes fiebre, mucosidad amarilla, verde o con sangre, debes acudir al médico.

¿Qué debes hacer en tu vida diaria?

- Bebe mucha agua. Beber té verde caliente es una elección muy buena.
- Mantén tu cuerpo caliente. Presta atención a los cambios de tiempo.

¿Qué es lo que no debes hacer?

- No comas alimentos crudos o fríos. Evita las comidas grasas y condimentadas. Evita comer con demasiada sal o demasiado azúcar. Evita el pescado y el marisco.
- No te excedas en el uso de antitusivos.
- Deja de fumar inmediatamente. Bebe poco alcohol.

Terapia alimenticia

- Si tienes tos de tipo caliente, toma sopa de pera y loto:
  Ingredientes. 1 pera asiática, 240 g de raíz de loto, 30 g de azúcar.
  Procedimiento. Pela la pera y retira el centro. Corta los nudos de los lotos. Pon la pera y los lotos en un exprimidor. Una vez tengas el jugo, añade el azúcar. Bebe una vez al día.
- Si tienes tos de tipo frío, toma sopa de rábano:
  Ingredientes. 180 g de rábano, 3 tallos blancos de cebolla verde, 15 g de jengibre.
  Procedimiento. Añade los ingredientes a una olla con tres tazas de agua y hierve durante cinco minutos. Bebe una vez al día.
- Si tienes tos de tipo seco, toma nueces y piñones con miel:
  Ingredientes. 30 g de piñones, 30 g de nueces, 15 ml de miel blanca.
  Procedimiento. Machaca las nueces y los piñones en trozos pequeños. Mezcla con miel. Toma 8 g con agua caliente, después de comer, una vez al día.
- Si tienes tos durante un período prolongado, come tofu con azúcar y jengibre:
  Ingredientes. 240 g de tofu, 60 g de azúcar, 8 g de jengibre.
  Procedimiento. Añade los ingredientes en una olla con dos tazas de agua y hierve durante cinco minutos. Tómatelo antes de acostarte. Repite el proceso durante una semana.
- Si tienes tos durante un período prolongado, come huevos con vinagre:
  Ingredientes. 70 ml de vinagre de arroz, 3 huevos, 30 ml de aceite de sésamo.

Procedimiento. Bate los huevos en el aceite. Añade el vinagre y cocina la mezcla durante tres minutos. Divide en dos porciones y come dos veces al día.

Masaje chino

Ver la sección bronquitis.

Hierbas chinas

- Si tienes la tos de tipo frío, toma la hierba patentada Tong Xuang Li Fei Wan. Sigue las instrucciones.
- Si tienes la tos de tipo caliente, bebe la tintura de hierbas patentada She Dan Chuan Bei Ye. Sigue las instrucciones.
- Si tienes la tos de tipo seco, toma la hierba patentada Pi Ba Ye Gao. Sigue las instrucciones.

Tracto urinario (cálculos)

¿Qué es y cuál es su causa?

Es una formación de sustancias minerales en el riñón, el uréter, la uretra o la vejiga debida a una concentración de orina que no aporta el fluido suficiente para expulsar esas sustancias. Cuando un cálculo grande desciende, puede causar un dolor terrible en tu espalda o en el costado. Si el cálculo baja, el dolor también. Otros síntomas son orina con sangre, deseo de orinar, incapacidad para vaciar la vejiga, vómitos, fiebre o escalofríos.

Los siguientes remedios no deben aplicarse si se padece una obstrucción del tracto urinario. Si el tamaño del cálculo es inferior a 0,5 cm, su superficie es redonda y suave y no existe un bloqueo serio del tracto urinario, puedes escoger una terapia conservadora.

¿Cuándo debes acudir al médico?

Si al orinar experimentas dolor y quizá una sensación de ardor, náuseas, vómitos o tienes fiebre, acude al médico.

¿Qué debes hacer en tu vida diaria?

- Bebe al menos tres vasos de agua al día para expulsar las piedras hacia la vejiga. Para mantener una hidratación y una orina adecuadas, bebe agua antes de irte a dormir e incluso a media noche.
- Guarda tu orina en una bolsa de plástico transparente, así podrás ver si la piedra ha salido. Si ha salido, utiliza un colador muy fino para filtrar la orina y recoger la piedra. Llévasela a tu médico para que la analice. En función del tipo de piedra que tengas, deberás abstenerte de ciertos alimentos.
- Toma baños calientes más a menudo para ayudar a bajar las piedras. También puedes aplicar un cojín caliente sobre tus riñones durante diez minutos. Si tienes problemas del corazón, no utilices este método.
- Come más kiwis, hongos negros chinos, maíz, nueces y calabaza de botella (un tipo de verdura asiática).
- De acuerdo con tu constitución, corre, baila o salta a la comba para acelerar el tránsito de las piedras.

¿Qué es lo que no debes hacer?

- En función del tipo de piedra que tengas, evita comer o reduce el consumo de los siguientes alimentos:
  - ◆ Si tienes una piedra de ácido oxálico, limita el consumo de alimentos ricos en oxalato como las espinacas, el ruibarbo, el queso, la manteca de cacahuete, las nueces, la cerveza, el té y el chocolate.
  - ◆ Si tienes una piedra de ácido fosfático, limita la ingesta de alimentos ricos en calcio y fósforo como los productos lácteos, las alubias, las sardinas y las anguilas.
  - ◆ Si tienes una piedra de ácido úrico, limita la ingesta de alimentos ricos en purina como las vísceras animales, la ternera, el cerdo, el cordero, la cebolla, el ajo, las espinacas, el café, los refrescos de cola, el té fuerte y el alcohol.
- Evita la comida rápida y la comida enlatada, ya que tienen un alto contenido en sodio.
- Evita todo lo picante, como el ajo, el pimentón, la cebolla, el curry y la pimienta.
- Evita las patatas, la soja, el ñame, la col y la leche, ya que producen gas y añadirían más presión a tu cavidad abdominal.
- Reduce la ingesta de azúcar.

Remedios populares

- Té de mazorca:
  Ingredientes. 2 mazorcas de maíz sin centro.
  Procedimiento. Lava bien las mazorcas de maíz. Córtalas en trozos pequeños y échalas en agua recién hervida. Cubre con una tapa. Cuando el agua se haya enfriado, bebe el líquido y come las mazorcas. Hazlo dos veces al día durante una semana. Si tienes estigmas de maíz, mejor todavía.
- Corvina de Dussumier:
  Ingredientes. Corvina de Dussumier (podrás encontrarla en pescaderías especializadas), sal.
  Procedimiento. Extrae los dos huesos blancos como piedras que encontrarás en la cabeza del pescado (llamados piedras de la cabeza del pez). Ponlos en el horno para secarlos bien y, a continuación, redúcelos a un polvo muy fino. Toma este polvo con agua caliente. Haz una sopa con el resto del pescado. Añade sal y tómala.

Terapia alimenticia

- Nueces con azúcar:
  Ingredientes. 100 g de nueces, 100 g de azúcar, 120 ml de aceite de sésamo.
  Procedimiento. Pasa las nueces por la sartén, con el aceite de sésamo, hasta que estén bien crujientes. Muele las nueces y el azúcar hasta obtener un polvo fino. Mezcla con un poco de aceite de sésamo y toma dos veces al día.
- Hongos negros chinos:
  Ingredientes. Hongos negros chinos, col china, zanahorias, sal, aceite vegetal.
  Procedimiento. Pon los hongos en remojo durante dos horas. Pasa por la sartén todos los ingredientes. Toma dos veces al día durante dos semanas.
- Come semillas de calabaza. Come calabaza con frecuencia.
- Come molleja de pollo con polenta:
  Ingredientes. 8 g de molleja de pollo (disponible en herboristerías chinas), 60 g de polenta china, 2 cucharadas soperas de azúcar moreno.
  Procedimiento. Pon todos los ingredientes en una olla y añade dos vasos de agua para hacer una sopa. Toma una vez al día. La molleja de pollo es una cura especial para las piedras en el tracto urinario.

Masaje chino

Masajea los siguientes puntos:
- Siéntate en una silla. Frótate las manos entre sí hasta que estén calientes. Utiliza las palmas para frotar desde la espalda inferior hasta el hueso sacro. Hazlo hasta que la zona se caliente.

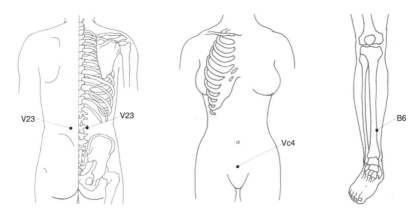

- Cierra los puños y utiliza los nudillos de ambas manos para presionar y masajear los puntos un poco por encima de la cintura, a dos dedos de distancia al exterior de la columna (V23).
- Pon el centro de tu mano izquierda en el punto situado a tres dedos de distancia por debajo del ombligo. Presiona y masajea suavemente treinta veces en la dirección de las agujas del reloj. A continuación, utiliza la punta del pulgar para presionar el punto del abdomen que se encuentra a cuatro dedos por debajo del ombligo (Vc4).
- Utiliza los dedos (a excepción del pulgar) de tu mano izquierda para presionar treinta veces desde la parte interna de la rodilla izquierda hasta lo alto del muslo. Haz lo mismo con el lado opuesto.
- Utiliza ambos pulgares para presionar y masajear suavemente el punto situado a cuatro dedos por encima del maléolo interno, justo detrás de la tibia (B6).

Hierbas chinas

- Toma la hierba patentada Jin Qian Chao Chong Ji. Sigue las instrucciones incluidas en el producto.

Tracto urinario (infección)

¿Qué es y cuál es su causa?

La infección del tracto urinario está causada por una infección bacteriana de la uretra. Esta afección es mucho más común en las mujeres debido a la menor distancia de su tracto urinario. Los síntomas comunes incluyen dolor intenso, orina maloliente y un impulso de orinar continuo.

¿Cuándo debes acudir al médico?

Si estás experimentando los síntomas arriba indicados, acude al médico.

¿Qué debes hacer en tu vida diaria?

- Bebe mucha agua y jugo de arándanos. Come más frutas y verduras.
- Lávate los genitales en la ducha, no en la bañera.
- Cualquier método que utilices para curarte, si te sientes mejor, debes continuarlo durante al menos tres días. No lo dejes demasiado pronto.
- En casos crónicos también debes limitar tus relaciones sexuales y hacer que tu pareja se haga unas pruebas para comprobar si tiene bacterias. La pareja debe lavarse los genitales antes del acto sexual.

¿Qué es lo que no debes hacer?

- No utilices jabón normal. Éste neutraliza el ácido del tracto urinario cuya función es combatir las bacterias.
- Si tienes una infección aguda, no debes mantener relaciones sexuales.
- No tomes alimentos sobrestimulantes como los picantes o las frituras. No bebas ni alcohol ni café.
- No lleves pantalones o ropa interior muy apretados.

Remedios populares

- Hierve en agua 60 g de estigmas de maíz y toma la cocción como si fuera un té. Hazlo tres veces al día.

- Hierve pieles de melón como si fueran té y bebe ocho tazas al día.
- Machaca un manojo de tallos blancos de cebolla verde. Ponlos en una bolsa fina de algodón. Aplica sobre el ombligo y fíjala para que no se mueva. Si tienes alguna reacción alérgica, no continúes.

Terapia alimenticia

- Haz jugo de apio con un exprimidor. Bebe 50 ml cada vez, tres veces al día.
- Pela 220 g de lufa (disponible en herboristerías chinas). Hierve con dos tazas de agua. Bebe una taza por la mañana y otra por la noche.
- Hierve en agua 60 g de mijo para hacer una sopa. Toma tres veces al día durante diez días. Después, reduce a 30 g de mijo y continúa diez días más.

Masaje chino

Masajea los siguientes puntos durante uno o dos minutos:

- Pon la palma derecha debajo de tu ombligo, y encima pon la palma izquierda. Presiona y masajea suavemente en la dirección de las aguja del reloj.
- Pon tu palma en la línea media de tu pecho. Presiona suavemente hacia la zona pélvica. Mientras te sientas cómodo, aumenta la presión de manera gradual.
- Túmbate en una cama. Flexiona tus rodillas y levanta los muslos. Utiliza los dedos para agarrar y soltar los músculos del abdomen inferior. Hazlo muchas veces.

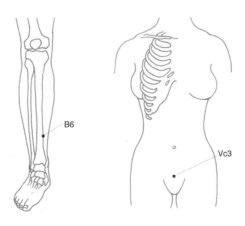

- Si tienes alguna zona dolorida en el interior de tus muslos, utiliza el pulgar para presionar suavemente estos puntos muchas veces.
- Utiliza la yema de los pulgares para frotar ambos lados de la columna desde la cintura hasta el sacro.
- Presiona y masajea suavemente el punto situado a cuatro dedos de distancia por encima del maléolo interno, justo detrás de la tibia (B6).
- Presiona y masajea suavemente el punto que se encuentra en la línea media del abdomen inferior, a una mano de distancia por debajo del ombligo (Vc3).

Hierbas chinas

- Toma la hierba patentada Ba Zheng San. Sigue las instrucciones.

Trastorno temporomandibular

¿Qué es y cuál es su causa?

Su denominación original era síndrome de la articulación temporomandibular. Su principal síntoma es un dolor persistente en la mandíbula con dificultad para masticar y hablar. El estrés emocional es la causa más común de esta afección.

¿Cuándo debes acudir al médico?

Si tienes un dolor persistente en la mandíbula, debes visitar al médico.

¿Qué debes hacer en tu vida diaria?

- Descansa tu mandíbula tanto como sea posible.
- Mantente siempre bien abrigado.
- Cuando tengas un ataque agudo, aplica hielo durante quince minutos para aliviar el dolor y reducir la inflamación. Aplica tres veces al día. En casos crónicos, aplica un cojín caliente para incrementar la circulación local de la sangre.
- Come alimentos blandos.
- Reduce el estrés tanto como puedas.

¿Qué es lo que no debes hacer?

- No duermas sobre tu estómago con la cabeza hacia un lado. No leas libros con la cabeza aguantada sobre un cojín formando un ángulo agudo. Evita actividades que hagan que tengas la cabeza levantada, doblada o inclinada durante largo tiempo. No aguantes el teléfono con tu oreja y tu hombro. No cargues bolsas pesadas sobre tus hombros.
- No abras mucho la boca cuando bosteces.
- No mastiques chicle. Evita los alimentos duros y crujientes.
- No te expongas a condiciones de viento. Lleva una mascarilla o una bufanda en condiciones frías.

Masaje chino

Escoge los siguientes puntos y masajea una vez al día, durante dos minutos:

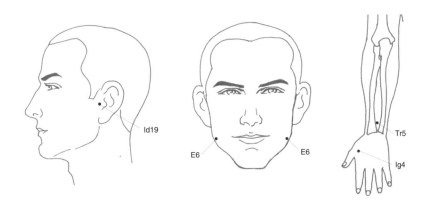

- Utiliza la yema del pulgar para encontrar el punto doloroso en tu mandíbula inferior. Presiona y masajea suavemente este punto. Pellizca los músculos muchas veces.
- Utiliza el pulgar para empujar desde la depresión situada en la parte alta y frontal de la oreja hasta la mandíbula inferior.
- Utiliza el pulgar para presionar y masajear suavemente la depresión situada por delante del centro de la oreja, la cual aparece cuando abrimos la boca (Id19).
- Utiliza el pulgar para presionar y masajear con suavidad el punto situado en la esquina de la mandíbula inferior, en la parte alta del músculo que aparece cuando los dientes se aprietan entre sí con fuerza (E6). Abre y cierra la boca mientras masajeas este punto.

- Con tu pulgar contra el dedo índice, utiliza el otro pulgar para masajear y presionar suavemente el punto localizado en el extremo superior del final del pliegue entre ambos dedos (Ig4).
- Presiona y masajea suavemente el punto situado a dos pulgares de distancia por encima de la muñeca, en la depresión entre los huesos del lado posterior del antebrazo.

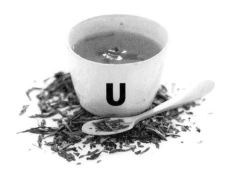

Úlcera péptica

¿Qué es y cuál es su causa?

Las úlceras pépticas son lesiones en el revestimiento interno del estómago o del duodeno. Es posible que algunas personas no tengan síntomas. Quizá aprecies dolor en el abdomen superior o debajo del esternón, un apetito escaso, náusea o hinchazón. Si tienes sangrado interno, puede que tengas heces con sangre o de color negro como el alquitrán. El dolor viene y va. Si el dolor aparece después de las comidas, se trata de una *úlcera gástrica*. Si aparece dos o cuatro horas después de las comidas, es una *úlcera duodenal*. Hay investigaciones que demuestran que la bacteria *Helicobacter pylori* es la causa principal de las úlceras pépticas. También la genética, algunos medicamentos, una dieta con mucha grasa o picantes, fumar o el estrés emocional pueden ser otras causas posibles.

¿Cuándo debes acudir al médico?

Si tienes algún síntoma de úlcera péptica, debes acudir al médico. Si vomitas sangre o tienes heces con sangre o de color alquitrán, necesitas atención médica inmediatamente.

¿Qué debes hacer en tu vida diaria?

- Cuida de tu úlcera en los estadios iniciales. Mientras tengas estos síntomas y tu aliento tenga un olor fétido, visita a tu médico. Será mucho más fácil de tratar.
- Establece un horario y come siempre a tiempo. Haz pequeñas comidas, pero de forma más frecuente. Sólo come alimentos fácilmente digeribles.

- Bebe más agua. Toma yogur en lugar de beber leche. Come plátanos maduros y miel con frecuencia. Todo esto puede proteger tu área afectada del estómago. Masticar chicle produce más saliva y ésta puede neutralizar los ácidos.
- Controlar las emociones es muy importante en el proceso de recuperación. Cualquier alteración como el enfado, el miedo o la depresión pueden alterar tu secreción interna y acelerar el proceso de formación de la úlcera.
- Tómatelo con calma. El sobreesfuerzo es otro factor que provoca las úlceras. Establece un programa de trabajo y descanso y síguelo de manera estricta. Acuéstate y levántate por la mañana también a tiempo.
- Ten precaución con los medicamentos analgésicos. Si tomas aspirina o ibuprofeno, pídele a tu médico que te cambie el tratamiento.

¿Qué es lo que no debes hacer?

- Dejar de fumar y de beber alcohol son pasos muy importantes para un paciente de úlcera.
- No comas demasiado. Una cantidad grande de comida producirá una sobrecarga en el estómago y causará una úlcera.
- No comas en absoluto alimentos crudos, fríos, fritos o grasos. Toma menos café y menos té fuerte. No bebas bebidas gaseosas.

Remedios populares

- Utiliza los dedos de la mano (excepto el pulgar) para golpear el reverso de la otra mano, la zona refleja de tu estómago, durante tres minutos. Cambia de mano y repite otra vez. Continúa durante un período largo de tiempo.
- Toma carboncillo de patata:
  Ingredientes. 2 kg de patatas.

Procedimiento. Tritura las patatas en una batidora hasta convertirlas en una pasta espesa. Ponla en una bolsa de tela de algodón. Pon la bolsa en un recipiente con tres vasos de agua. Mueve la bolsa continuamente para sacar el jugo. Continua hasta que el agua quede como una pasta blanca en polvo. Pon este líquido en una olla y hierve hasta que prácticamente se evapore. Reduce el fuego y cuécelo hasta que adquiera un color marrón. Cuando sea como una capa negra, machaca esta capa hasta convertirla en polvo fino y guárdalo en un recipiente. Toma 8 g antes de las comidas, tres veces al día durante tres semanas.

Terapia alimenticia

- Toma miel:
  Ingredientes. 100 ml de miel.
  Procedimiento. Calienta la miel en una olla. Divide en tres porciones. Toma una porción con el estómago vacío tres veces al día durante tres semanas.
- Toma sopa de huevo:
  Ingredientes. 1 huevo.
  Procedimiento. Bate el huevo y hiérvelo en agua. Toma cada día treinta minutos antes de desayunar y de cenar.
- Toma semillas de sésamo con azúcar moreno y miel:
  Ingredientes. Semillas de sésamo, azúcar moreno, miel.
  Procedimiento. Pasa las semillas por la sartén hasta que estén bien doradas. Mezcla las semillas, la miel y el azúcar en la misma proporción. Almacena en una botella. Toma una cucharada sopera poco antes de ir a dormir.
- Toma sopa de jengibre y arroz:
  Ingredientes. 4 g de jengibre, 100 g de arroz.
  Procedimiento. Machaca el jengibre en trozos pequeños. Cuece a fuego lento con cuatro tazas de agua hasta que sólo queden tres tazas. Retira los restos de jengibre. Añade arroz cocido y haz sopa de arroz. Toma una vez al día.
- Toma arroz largo con dátiles rojos:
  Ingredientes. 100 g de arroz largo, 7 dátiles rojos, 25 ml de miel.
  Procedimiento. Añade los ingredientes a tres tazas de agua. Cuece durante veinte minutos para hacer una sopa muy blanda. Bebe dos veces al día durante una semana.

Masaje chino

Escoge los puntos siguientes y masajea una vez al día (si tienes heces con sangre, no masajees):

- Presiona suavemente el punto situado a medio camino entre la parte inferior del esternón y el ombligo (Vc12), y empuja con suavidad hacia el esternón durante dos minutos. Presiona y masajea el punto Vc12 durante un minuto.
- Frota suavemente el abdomen superior cien veces en el sentido de las agujas del reloj. Repite cien veces en el sentido opuesto. No presiones mucho.
- Presiona y masajea suavemente los puntos situados a dos pulgares de distancia a ambos lados del ombligo (E25) durante un minuto.

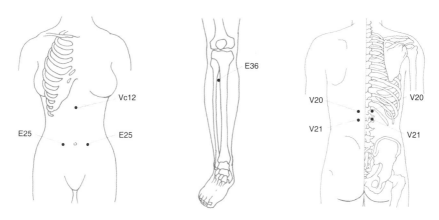

- Presiona suavemente la depresión que se encuentra a cuatro dedos por debajo del borde inferior de la rodilla, y a un pulgar de distancia de la tibia (E36).
- Presiona y masajea ligeramente los puntos de la espalda situados a dos dedos de distancia a ambos lados de la columna, desde cuatro dedos de distancia por encima de la cintura hasta la línea de la misma (V20 y V21). Hazlo durante un minuto.

Hierbas chinas

- Si tienes un dolor de estómago pesado que mejora con el calor, la presión o después de comer, toma la hierba patentada Fu Zi Li Zhong Wan. Sigue las instrucciones.

- Si tienes un dolor de estómago que irradia hacia tus costillas y está relacionado con alteraciones emocionales, y tienes sensación de hinchazón, eructos, sensación de amargor en la boca o reflujo de ácido, toma la hierba patentada Chai Hu Shu Gan Wan. Sigue las instrucciones.
- Si tienes dolor de estómago con una sensación de ardor que irradia hacia tus costillas y no mejora después de comer, te sientes irritable y tienes una sensación de amargor en la boca, toma la hierba patentada Zuo Jin Wan. Sigue las instrucciones.
- Si tienes dolores punzantes en un área fija que empeoran con la presión, o tienes heces negras, toma huevo y raíz de loto con hierbas:

  Ingredientes. 4 g de polvo de pseudoginseng, 100 g de raíz de loto, un huevo.

  Procedimiento. Utiliza un exprimidor para obtener el jugo de la raíz de loto. Bate el huevo y ponlo en el jugo de loto junto con el pseudoginseng. Cuece durante veinte minutos. Toma dos veces al día.

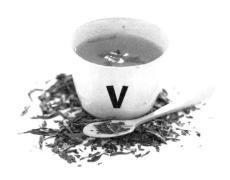

Vista cansada

¿Qué es y cuál es su causa?

Consiste en una percepción visual borrosa, acompañada de ojos rojizos o secos y una sensación de pesadez en los párpados, causada por el sobreesfuerzo de los ojos.

¿Cuándo debes acudir al médico?

Si tienes una incomodidad constante en los ojos, visión doble o mareos, debes acudir al médico.

¿Qué debes hacer en tu vida diaria?

- Deja que tus ojos descansen mirando a lo lejos durante cinco minutos. Hazlo cada hora.
- Ajusta el contraste de la pantalla de tu ordenador para hacer la lectura más cómoda. Utiliza una pantalla grande si es posible.

- Haz ejercicios oculares:
  - ◆ Cierra los ojos durante cinco segundos. Ábrelos rápidamente. Repite este procedimiento varias veces.
  - ◆ Cierra tus ojos y mueve tus glóbulos oculares cinco veces en la dirección de las agujas del reloj. A continuación, muévelos en sentido contrario cinco veces más.
  - ◆ Utiliza los costados de tus pulgares para apretar y masajear suavemente la parte exterior de tus ojos, las sienes, por encima de las orejas y la parte posterior de la cabeza.

Remedios populares

- Utiliza tus dedos pulgar, índice y corazón para tirar de tus orejas hacia abajo treinta veces.
- Siéntate en una silla y cierra tus ojos. Frótate las manos hasta que se calienten. Con las palmas, cúbrete suavemente los ojos durante treinta segundos. Mientras tanto, imagina que dos rayos de luz entran en tus ojos. Repite este procedimiento cinco veces. Abre los ojos lentamente y mira un rato hacia el horizonte.
- Aplica una rodaja de pepino sobre tus ojos durante diez minutos.

Terapia alimenticia

- Toma té de crisantemo:
  Ingredientes. 8 g de flor de crisantemo (disponible en tiendas chinas de comestibles).
  Procedimiento. Pon las flores en remojo en agua recién hervida. Cubre y espera durante diez minutos. Bebe una vez al día durante tres días.
- Toma alubias negras con fruta de lycium:
  Ingredientes. 300 g de alubias negras, 30 g de fruto de lycium, 1 cucharada sopera de azúcar.
  Procedimiento. Pon las alubias en remojo toda la noche. Añade el agua suficiente para cubrir las alubias en una olla. Lleva a ebullición. Cuece a fuego lento hasta que las alubias estén blandas. Añade el azúcar y los frutos. Cuece durante cinco minutos más. Guarda en una jarra. Toma una cucharada sopera dos veces al día durante una semana.

Masaje chino

Escoge entre los siguientes puntos y masajea durante treinta segundos o un minuto, una vez al día:

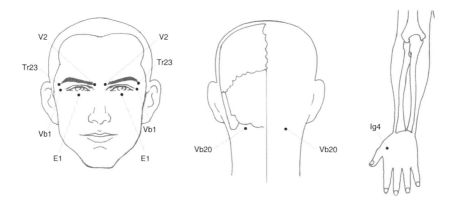

- Masajea el punto situado justo por debajo de tus pupilas, en el centro del borde inferior de la órbita ocular (E1).
- Masajea el punto que se encuentra en la depresión situada a medio dedo de distancia del borde exterior de la órbita ocular (Vb1).
- Masajea el punto localizado en la depresión justo al borde externo de las cejas (Tr23).
- Masajea el punto central de las cejas y de las sienes.
- Masajea el punto situado en la depresión junto al borde interior de las cejas (V2).
- Cierra los ojos. Utiliza tus dedos corazón para masajear la depresión entre tus cejas y los globos oculares. Mientras tanto, utiliza tus pulgares para masajear las sienes.
- Presiona y masajea la depresión por debajo del cráneo, en el exterior de los músculos mayores del cuello, los cuales puedes sentir cuando mueves la cabeza hacia abajo (Vb20).
- Pon tu pulgar contra tu índice, con tu otro pulgar presiona la protuberancia carnosa entre ambos dedos (Ig4).

Apéndice

Lista de hierbas chinas y alimentos asiáticos

Nombre común	Trascripción fonética china
Acacia	Huai hua
Aceite de lavanda	Xun Yi Cao
Aceite esencial de árbol de té	Cha Hua Zi You
Alazor	Hong Hua
Alga	Hai Dai
Alubia negra seca	Dou Chi
Alubia pequeña roja	Chi Xiao Dou
Angelica sinensis	Dang gui
Anguila	Shan yu
Arilos de longan	Long Yan Rou
Azafrán	Fan Hong Hua
Azúcar glasé	Bing Tang
Azufaifo	Suan Zao Ren
Batata acuática	Kong Xin Cai
Bok Choy (acelgas chinas)	Shanghai Xiao Bai Cai
Borneol (artemisa)	Bing Pian
Bulbo de azucena	Bai He
Bulbo de *Fritillaria cirrhosa*	Chuan Bei Mu
Bulbo de *Fritillaria thunbergii*	Zhe Bei Mu
Bupleurum	Chai Hu
Caballito de mar	Hai Mal
Canela (en rama)	Gui Zhi
Carpín	Ji Yu
Cebolletas chinas	Jiu Cai
Ciruela negra	Wu Mei
Codonopsis	Dang Shen
Convalaria *(Ophiopogon)*	Mai Men Dong
Cornejo	Shan Zhu Yu

Nombre común	Trascripción fonética china
Cornu cervi degelatinatum	Lu Jiao Shuang
Corteza de árbol de Amur	Huang Bai
Corteza de *Lycium barbarum*	Di Gu Pi
Corteza de *Peonia suffructicosa andr.*	Mu Dan Pi
Corvina de Dussumier	Huang Hua Yu
Crisantemo silvestre	Ye Ju Hua
Crisantemo	Ju Hua
Dátiles negros	Hei Zao
Dátiles rojos	Hong Zao
Diente de león	Pu Gong Ying
Dogbane	Lo Bu Ma
Epimedium	Yin Yang Huo
Estigmas de maíz	Yu Mi Xu
Flor de loto	Lian Hua
Flor de rosa china	Yue Ji Hua
Fruto de cinidium	She Chung Zi
Fruto de espino	Shan Zha
Fruto de fresno espinoso	Hua Jiao
Fruto de gardenia	Zhi Zi
Fruto de hinojo	Xiao Hui Xiang
Fruto de lycium	Gou Ji Zi
Ganoderma lucidum	Ling Zhi
Gastrodine	Tian Ma
Gecko	Ge Jie
Gelatina de piel de burro	A Jao Gan
Ginseng americano	Xi Yang Shen
Ginseng siberiano	Ci Wu Jia
Ginseng	Ren Shen
Gusano de seda tieso	Jiang Can
Hoja de isatis	Da Qing Ye
Hoja de senna	Fan Xie Ye
Hojas de artemisa	Ai Ye
Hojas de loto	Lian Ye
Hojas de mostaza china	Jie Cai
Hojas de níspero	Pi Pa Ye
Hojas de tuya oriental	Ce Bai Ye
Hongos blancos chinos	Bai Mu Er
Hongos negros chinos	Hei Mu Er
Houttuynia	Yu Xing Cao
Huevos de codorniz	An Chun
Jalea real	Feng Huang Jianghh
Jengibre seco	Jiang
Ledebouriella	Fang Feng
Lentisco	Ru Xiang
Levadura de arroz silvestre	Hong Qu Mei

Nombre común	Trascripción fonética china
Lichi	Li Che
Ligusticum	Chuan Xiong
Lirio de día	Huang Hua Cai
Lombriz	Di long
Lufa	Si Gua
Macrotyloma uniflorum	Bai Pian Dou
Madreselva	Jin Yin Hua
Melón amargo (Momordica charantia)	Ku Gua
Melón de invierno	Dong Gua
Menta	Bo He
Molleja de pollo	Ji Nei Jin
Mora	Sang Shen
Moxibustión china	Zhong Hua Jiou
Naranjo amargo	Chen Pi
Nudo de loto	Ou Jie
Ñame chino	Shan Yao
Okra china	Si Gua
Papaya	Mu Gua
Peonía blanca	Bai Shao
Peonía roja	Chi Shao
Persicaria (procesada)	He Shou
Piel de Poria cocos	Fu Ling Pi
Pieles de mandarina	Chen Pi
Piñones	Song Zi Ren
Polenta china	Yi Yi Ren
Poria cocos	Fu Ling
Pseudoginseng	San Qi
Raíz de angélica	Bai Zhi
Raíz de Angelicae pubescentis	Du Huo
Raíz de astrágalo	Huang Qi
Raíz de colocasia	Yu Tou
Raíz de curculigo	Xian Mao
Raíz de isatis	Ban Lang Gen
Raíz de notopterygium	Qiang Huo
Raíz de pseudoestellaria	Tai Zi Shen
Raíz de pueraria	Ge Gen
Raíz de salvia	Dan Shen
Raíz fresca de rehrilannia	Sheng Di Huang
Regaliz	Gan Cito
Rehmannia cocida	Shu Di Huang
Rizoma blanco de atractylodes	Bai Zhu
Rizoma de sello de Salomón siberiano	Huang Jing
Semilla de albaricoque	Xing Ren
Semillas de esterculia	Pang Da Hai
Semillas de loto	Lian Zi

Nombre común	Trascripción fonética china
Semillas de mostaza china	Jie Cai Zi
Setas chinas secas	Xiang Gu
Soja verde	Lu Dou
Talco	Hua Shi
Tallo de millettia	Ji Xue Teng
Tallos de arroz silvestre	Jiao Bai
Vello de asta de ciervo	Lu Rong
Verdolaga verde	Ma Chi Xian
Yeso	Shi Gao
Zarzaparrilla	Tu Fu Ling

Preparados de hierbas chinas patentados

Ba Zheng San
Bao He Wan
Bi Min Gan Wan
Bi Yan Pian
Bu Zhong Yi Qi Wan
Chai Hu Shu Gan Wan
Dan Zhi Xiao Yao Wan
Dang Gui Long Hui Wan
Dang Gui Wan
Di Yu Huai Jiao Wan
Du Huo Ji Sheng Wan
Er Chen Wan
Er Long Zuo Ci Wan
Er Miao Wan
Fu Zi Li Zhong Wan
Gan Mao Qing Re Chong Ji
Gu Ci Wan
Gu Zhi Zeng Sheng Wan
Gui Pi Wan
Huo Xiang Zheng Qi Shui
Jiao Gu Lan Tea
Jin Gui Shen Qi Wan
Jin Qian Cao Chong Ji
Ju He Wan
Kang Gu Ci Zeng Sheng Wan
Liu Shen Wan
Liu Wei Di Huang Wan
Ma Ren Run Chang Wan
Ma Ying Long Ointment
Mei Bao
Mu Gua Wan
Nan Bao

Niu Huang Jiang Ya Wan
Pi Pa Ye Gao
Shang Shi Zhi Tong Gao
She Dan Chuan Bei Ye
Shen Ling Bai Zhu Wan
Shen Qi Wan
Shi Qaun Da Bu Wan
Shuang Liao Hou Feng San
Smokeless Moxa Stick
Tiger Balm
Tong Jing Wan
Tong Xuang Li Fei Wan
Vine Essence Pill
Wu Ji Bai Feng Wan
Wu Shao She Pia
Xiang Sha Liu Jun Zi Wan
Xiang Sha Yang Wei Wan
Xiao Yao Wan
Yang Yin Qing Fei Wan
Yi Guan Jian
Yin Qiao Jie Du Pian
Yu Nan Bai Yao
Zheng Gu Shui
Zhi Bai Di Huang Wan
Zuo Jin Wan

Guía de conversión rápida de medidas

240 ml = 1 taza o vaso
1.000 ml = cuatro tazas o vasos
1 cucharada sopera = 15 ml
1 cucharilla = 5 ml

Índice